소중한 시간을 함께할 아름다운 동행

치매환자를 위한 기억여행

봄

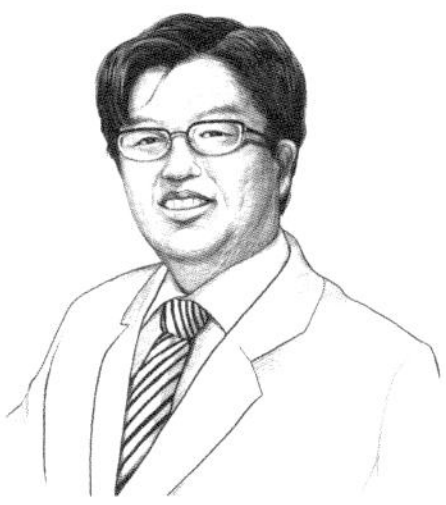

김 기 웅

분당서울대학교병원 치매 및 인지장애센터 책임교수
서울대학교 자연과학대학 뇌인지과학과 교수
중앙치매센터장
한국노년신경정신약물 학회장

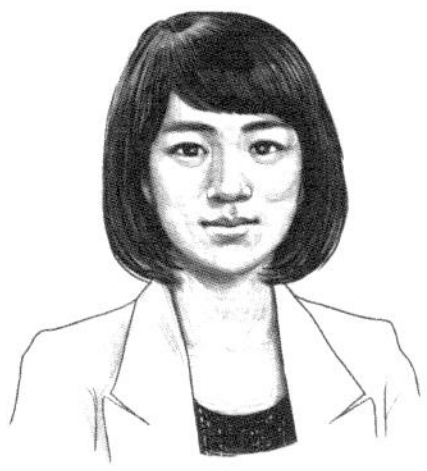

이 정 원

분당서울대학교병원 치매 및 인지장애센터 연구원

치매환자를 위한 기억여행

첫째판 1쇄 인쇄 | 2014년 3월 25일
첫째판 1쇄 발행 | 2014년 4월 10일

지 은 이 김기웅, 이정원
발 행 인 장주연
출 판 기 획 이혜옥
편집디자인 차명원
표지디자인 전선아
일 러 스 트 이혜옥, 문승호, 이호현, 김봉준, 장주희
발 행 처 군자출판사
등록 제 4-139호(1991. 6. 24)
본사 (110-717) 서울특별시 종로구 창경궁로 117 (인의동) 동원빌딩 6층
전화 (02) 762-9194/5 팩스 (02) 764-0209
홈페이지 | www.koonja.co.kr

ISBN 978-89-6278-869-3 세트
정가 100,000원

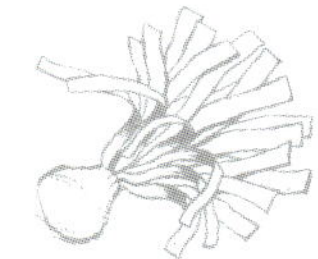

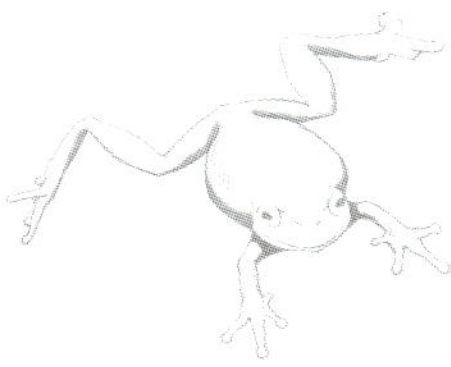

기억여행

치매환자를 위한

봄

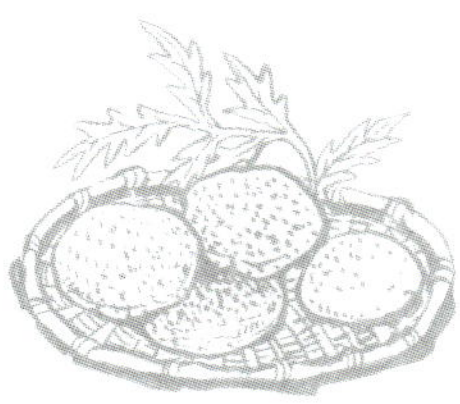

김기웅 | 이정원

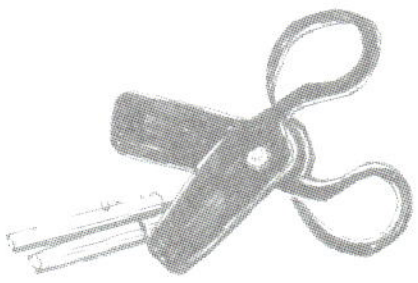

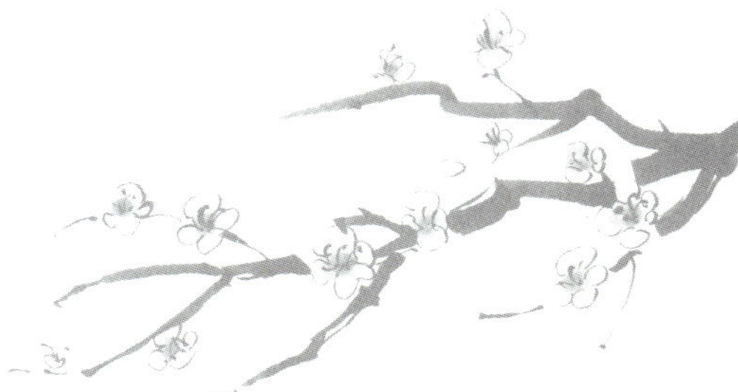

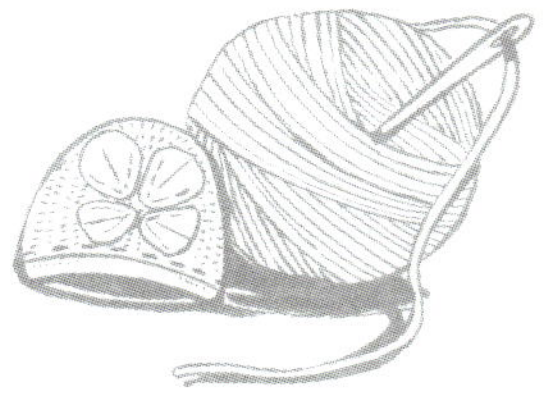

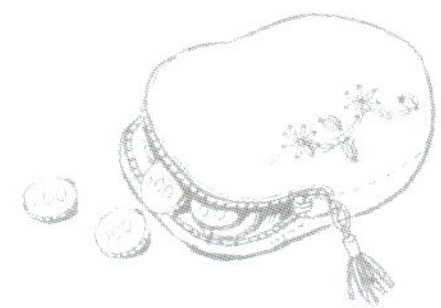

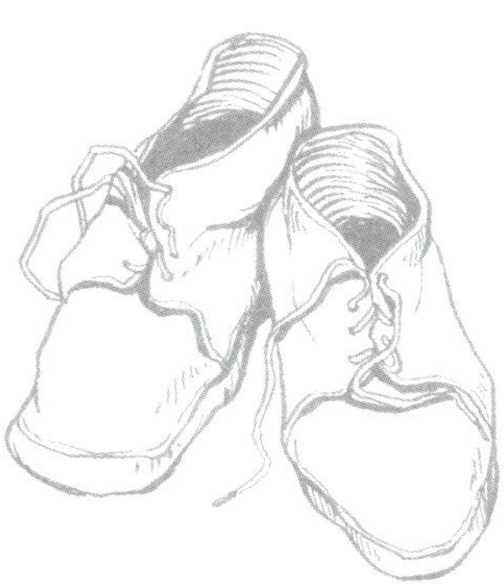

군자출판사

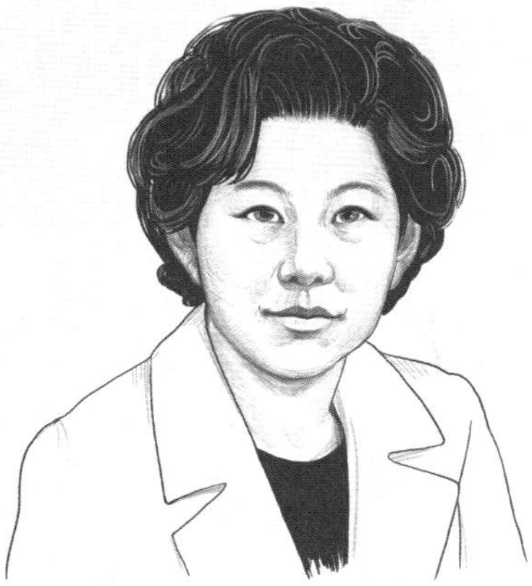

엄마를 알아가는 과정

삼년 전, 어머님이 치매 진단을 받은 지인으로부터 전화를 받았습니다. 답답한 마음에 이것저것 의논하며 열심히 함께 방법을 찾아보았습니다. 지인의 어머님은 유명하신 치매전문의에게 진료를 받고 있었고 장기요양등급이 되셔서 요양보호사가 파견 된 서비스를 받고 계셨습니다. 함께 사는 따님은 어머님을 치매지원센터에도 모시고 가고 본인도 치매 가족 훈련을 받는 등 모든 방법을 다 동원하여 정성을 다해 어머님을 모시고 있어 제가 해드릴 수 있는 것은 별로 없었습니다.

치매 환자를 이해하고, 치매 환자에게 중요하고 익숙한 환경에서 지속적으로 따뜻한 사람들에 둘러싸여 생활하고 계셨기 때문입니다. 그러나 잇따른 어머님의 낙상, 뇌경색등의 발병과 돌발 행동에 따님의 하루하루는 정말 힘겹고 지쳐 많이 안타까웠습니다.

저는 치매전문의가 쓴 이 책을 따님께 선물하려 합니다.

아픈 어머니를 책임감으로 돌보는 것이 아니라 어머니와 따님이 함께 엄마를 알아가는 여정으로 시작해 보라고 권하고 싶습니다. 서로 부드럽게 손을 잡고 체온을 나누면서, 산책하실 수 있으면 밖으로 나가고, 누우셨으면 햇살 바른 창가에서 이 책을 펴보길 권하고 싶습니다.

이 책은 치매에게 반응하는 것이 아니라 어머니에게 말걸기를 어떻게 해야 하는지를 하나씩 안내하고 있습니다. 엄마가 입을 떼기 시작하면 아마도 내가 얼마나 엄마를 몰랐는지 깜짝 놀라게 될 것입니다. 병에 감춰진 엄마를 통해 또 자신도 돌아보면서 지친 마음이 절로 추스려 지리라 기대합니다.

이 책이 치매어르신을 돌보는 일을 하는 사회복지사로서 아픈 어르신들 뿐 아니라 부모님을 모시는 많은 분들에게 사용되기를 추천합니다.

더 늦기 전에 부모님을 온전히 알게 되는 길잡이가 될 것이며 그것이 나를 어떻게 성장시키는지 감동을 경험하게 될 것입니다.

한국재가노인복지협회회장 김 지 영

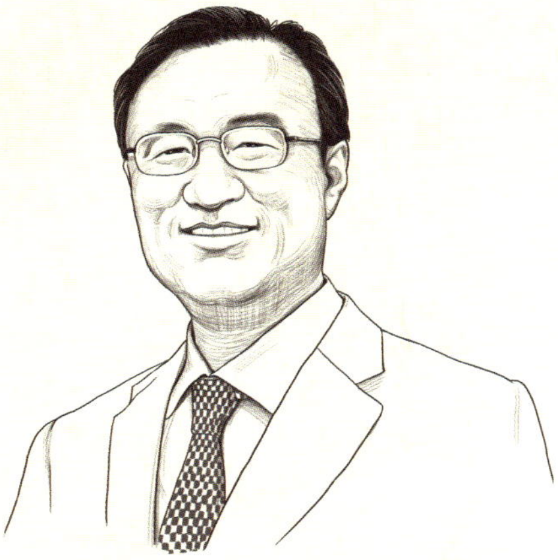

곁에 두고 함께 하는

치매 환자 가족들을 만나다 보면 '환자를 위해 내가 무엇을 해야 하나요?'라는 질문을 많이 받게 됩니다.

의외로 답은 정해져 있습니다. 환자 혼자 우두커니 방치되어 있는 시간을 줄이는 것. 관심을 가지고 적절한 신체적, 정서적, 지적 자극을 제공하는 것이 그것입니다.

그렇지만 치매 환자와 함께 쉽지 않은 하루하루를 견뎌나가야 하는 가족들에게 이런 답은 손에 잡히지 않게 막연합니다.

'치매환자를 위한 기억여행'은 치매 환자가 방치되지 않도록 가족들이 도움이 되는 지적 자극들을 주고자 할 때 한 손에 들고 바로 활용해 볼 수 있는 구체적인 방법을 담고 있습니다. 꼭 가족이 아니더라도 치매 환자와 의미 있는 시간을 나누고 싶은 분들이라면 누구라도 활용해보라고 권하고 싶은 책입니다.

서울대학교병원 치매클리닉 책임교수 이 동 영

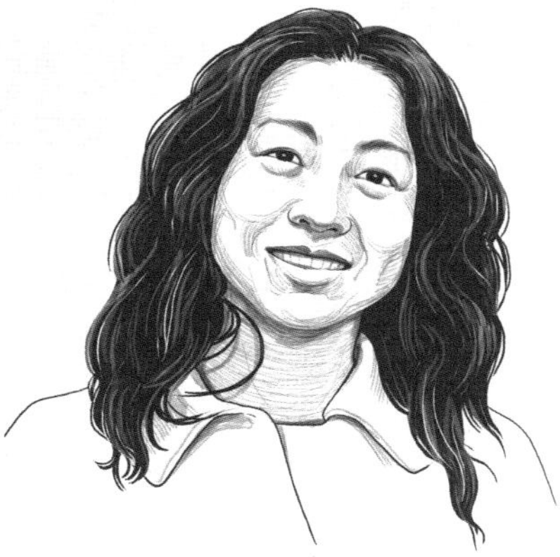

행복한 기억의 여행

우리는 남녀노소 할 것 없이 정도는 다양하겠으나 여행을 좋아하지요. 아마도 그것은 여행이 일상에서 잠시 탈출하여 자신을 묶고 있던 속박에서 벗어나 또 다른 나와 만나는 시간이며, 그 시간이 가득 충전된 에너지를 가지고 또다시 주어진 하루하루에 온 정성을 다할 수 있도록 끌어주는 묘한 매력이 있기 때문일 겁니다.

'치매환자를 위한 기억여행'은 그 여행의 즐거움을 나 혼자가 아닌, 내 곁에서 가깝게 혹은 멀리 있는 치매환자와 함께 나눌 수 있도록 너무나도 친절하게 안내해 준다는 점에서 그 매력과 가치가 있습니다. 치매환자와 무언가에 대해 도란도란 이야기를 나눈다는 것은 정말 어려운 일이며 웬만한 인내심과 노력이 없이는 불가능합니다. 또한, 그러한 순간들을 매번 곁에서 지켜보며 가슴아파할 가족의 마음은 제3자인 우리들이 감히 헤아릴 수가 없다는 것은 너무도 잘 알려진 사실입니다. 따라서, 치매환자와 가족이 현재라는 시간의 속박에서 벗어나 기억의 자락마다 숨어있는 이야기 속으로 함께 여행을 떠날 수 있다는 것은 생각만으로도 기쁘고 설레는 일입니다. 그 설레임이 즐거움과 행복한 경험으로, 충만한 삶의 에너지로 바뀌어, 가끔씩은 포기해 버리고도 싶은 치매와의 줄다리기에서 끝까지 최선을 다 할 수 있도록, 손자병법과도 같은 전략이 이 책 속에 있습니다.

'치매환자와 함께하는 기억여행'은 봄, 여름, 가을, 겨울의 4계절에 따라 다양하게 구성된 주제별 사진을 중심으로 치매환자가 시각, 청각, 후각, 촉각을 통해 익숙했던 옛 기억을 떠올리고 그 기억에 대한 이야기를 할 수 있도록 각 사진에 대한 단계별 질문들이 있으며, 치매환자의 답변에 따라 적절하게 반응할 수 있는 가족의 응답 예시도 포함되어 있습니다. 치매환자와 가족이 함께 나눌 수 있는 이야기와 활동의 주제가 이 책속에 무궁무진하게 담겨 있으며, 숙련도의 정도와 상관없이 마음만 있다면 누구나 이 책을 쉽게 활용할 수 있다는 것이 또 하나의 장점이라 생각됩니다. 마지막으로, 이 책을 만나는 모든 치매환자와 가족이 행복한 기.억.여.행.을 떠날 수 있길 기대해 봅니다.

고려대학교 간호대학 교수 송 준 아

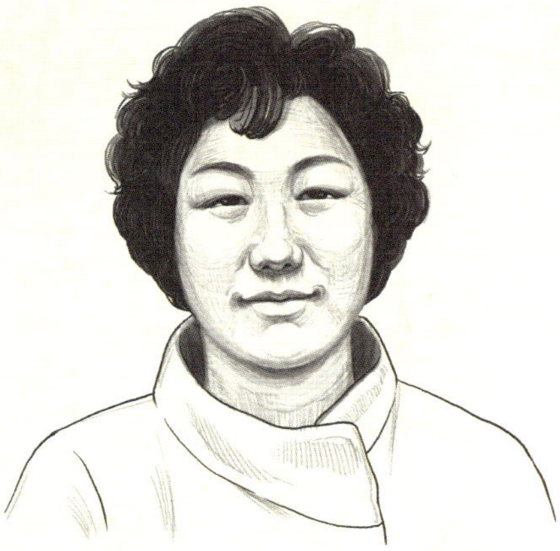

회상으로 치유하다

치매환자가 의미 있는 활동에 참여하면 기억력, 지남력 등의 인지기능과 자신의 문제행동을 인식하고, 그에 대한 대처방법 및 수행기술을 증진시킴으로써 일상생활에서의 기능적인 독립성이 향상될 수 있습니다. 또한 이러한 활동에 보호자가 함께 참여하거나 참여할 수 있도록 도우면 돌봄으로 인한 우울감과 돌봄 부담이 감소될 수 있습니다.

치매환자의 인지기능증진을 위한 의미 있는 활동 중에서 회상활동은 과거의 경험과 기억을 재생하는 활동으로 자신과 관련된 물건, 경험 등에 대하여 이야기함으로써 인지기능을 자극하고 과거 긍정적인 자아상을 다시 한 번 느껴보도록 하는 활동입니다. 치매환자와 보호자가 함께 유쾌한 경험을 회상하여 이야기하면 기억을 공유하고 서로를 지지하게 됨으로써 긍정적인 심리적 효과와 함께 환자와 보호자간의 이해와 공감을 촉진시킬 수 있습니다.

치매환자를 위한 기억여행은 계절별로 24개씩 총 96개의 주제가 제시되어 있어서 날자, 계절 등 치매환자가 초기부터 혼란스러워하는 시간에 대한 인식훈련과 함께 회상을 유도할 수 있도록 다양한 질문이 제시되어 있어서 처음 기억여행을 접하는 치매환자와 보호자도 쉽고 즐겁게 회상활동을 할 수 있도록 구성되어 있습니다.

치매환자를 위한 기억여행은 기존의 회상활동 책에서는 다루지 못했던 내용을 제시하고 있습니다. 회상주제와 공통점이 있는 사진과 없는 사진을 함께 제시하여서 관련성을 찾는 활동단계는 주의력, 판단력, 집행기능 등 치매환자의 인지기능 증진에도 도움이 될 것입니다. 특히 주제와 관련해서 치매환자와 가족이 함께 해볼 수 있는 활동을 제시하고 사진과 같은 활동의 결과물을 붙이거나 확인할 수 있도록 구성된 활동단계는 실제적인 생활에서의 기능증진에 많은 도움이 될 것입니다.

궁극적으로 치매중증으로의 진행 속도를 늦추고, 보호자의 돌봄 부담을 감소시킴으로써 삶의 질 향상에 많은 도움이 될 것이기에 치매환자 가족과 관련 전문가에게 기쁜 마음으로 적극 추천하는 바입니다.

전국대학작업치료교수협의회장 정 원 미

치매환자를 위한 기억여행

잃어버린 시간을 찾아서

'The 36-Hour Day'(36시간 같은 하루), 미국 국립노화연구소에서 치매 환자를 돌보는 분들을 위해 제작한 안내서의 제목입니다. 치매 환자를 돌보는 것이 그만큼 힘들다는 뜻 일겁니다.

다른 노인병 환자들과는 달리 치매 환자가 유독 돌보기 어려운 데에는 여러 가지 이유가 있습니다. 우선 치매 환자가 스스로 치료 행위를 할 수 없는 경우가 많아 치료 자체를 본인보다는 가족이 나서서 해야 하는 경우가 많습니다. 또 치매 환자는 일상생활의 상당 부분을 스스로 수행할 수 없어 치료뿐만 아니라 생활 자체도 가족의 도움이 필요합니다. 우리나라의 경우, 가족이 치매 환자를 돌보는데 쓰는 시간과 비용은 연간 2,500시간과 2,000만원에 이릅니다.

가족을 더욱 힘들게 하는 것은 치매는 아직 완치 가능한 치료제가 없다는 사실입니다. 꾸준히 약물 치료를 해도 어쩔 수 없이 조금씩 약해져가는 내 아내, 내 남편, 내 부모님을 위해, 36시간처럼 길기만 한 하루하루를 좀 더 즐겁고 지혜롭게 보낼 방법은 없는 걸까요? 가족이 하루하루를 어떻게 설계해야 치매 환자에게 도움이 될까요?

저는 '치매 환자를 위한 기억 여행'이 치매 환자 가족들의 이런 바람에 작은 희망이 될 수 있었으면 합니다. '치매 환자를 위한 기억 여행'은 가정에서 가족들이 치매 환자를 위한 '회상요법(reminiscence therapy)'을 간편하고 효과적으로 시행할 수 있도록 개발된 교재입니다. '회상요법'이란 치매 환자가 간직하고 있는 오랜 기억을 매개로 뇌를 자극하여 환자의 기억력과 기분을 개선시킬 수 있는 치료법입니다. 이 교재는 치매 환자와 가족이 함께 간직하고 있을만한 기억을 직접 자극할 수 있는 사진이나 그림들과, 치매 환자와 함께 대화를 풀어나갈 표준 질문들, 회상에 이어 기억이나 판단력을 강화시키는 보조 질문들, 회상을 기반으로 함께 해볼 수 있는 실내 또는 실외 활동들로 구성되어 있어, 치매 환자와 가족이 회상을 통해 뇌를 자극하고, 함께 나눈 기억을 생활 속에서 재 체험 할 수 있도록 도와드립니다.

특히 특별한 교육이나 사전 지식이 없이 쉽게 따라 할 수 있도록 구성되어, 나이나 성별, 사는 곳에 관계 없이 활용할 수 있습니다.

가족 여러분, 오늘은 여러분이 사랑하는 환자분과 함께 즐거운 기억 여행을 떠나보시면 어떨까요? 어쩌면 환자보다 가족 여러분에게 더 가슴 뿌듯한 추억을 선물할지도 모릅니다. 36시간처럼 길게만 느껴졌던 하루가 12시간처럼 아쉽게 지나갈 수 있길, 하루에 한 두 시간이라도 함께 마주 잡은 오랜 기억의 끈으로 미소 지을 수 있길, 그래서 10년 후 환자분의 얼굴이 좀 더 밝고 건강하실 수 있길 빕니다.

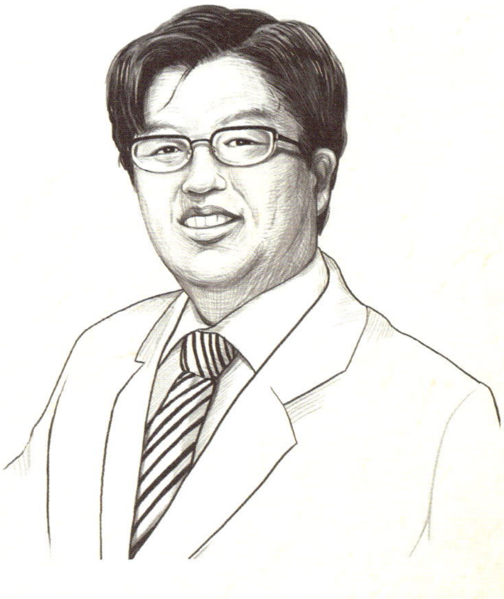

2014. 3

김 기 웅

이 책의 사용에 앞서

구성

이 책은 계절에 따라 보편적으로 접할 수 있는 1930년~1980년대의 자연, 음식, 역사 · 인생, 놀이, 문화, 생활, 환경, 색상의 여덟 가지 범주로 구성됩니다. 각각의 범주는 12가지의 하위 주제들로 구성되며, 총 96가지의 다양한 주제들이 4단계의 활동들로 이루어집니다.

- **1단계** 주제와 관련된 일반적인 정보나 자신의 경험을 자유롭게 이야기하기
- **2단계** 주제와 관련된 다양한 질문을 통해 과거의 기억을 이야기하기
- **3단계** 주제와 관련된 다양한 실내외활동을 실시하기
- **4단계** 주제와 관련된 일반적인 정보에 대한 기억을 유도하기

실시

이 책은 치매환자와 보호자가 함께하는 인지재활훈련으로 하루에 1가지 주제를 실시할 것을 권장합니다. 학습자의 요구에 따라 학습량을 주1회~7회로 조절할 수 있으며, 학습자가 본 훈련을 주2회 실시할 경우, 1년이 소요됩니다. 훈련의 실시는 봄, 여름, 가을, 겨울 순으로 순차적으로 진행해도 무방하나, 높은 학습 효과와 흥미 유발을 위해 학습자가 훈련에 참여하게 된 시점의 계절부터 실시할 것을 권장합니다.

봄을 노랗게 물들이는 개나리

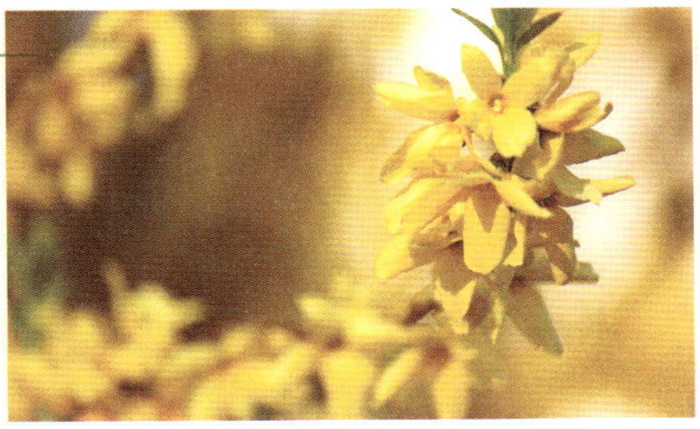

이야기해 보세요

- 무슨 꽃인지 아시겠어요?
  - 봄에 많이 피는 노란색 꽃으로 이름이 '개'로 시작하는 꽃은 무엇인가요?
- 봄에 활짝 핀 개나리를 본 적이 있으세요?
- 개나리를 꺾어 집에 가져가본 적이 있으세요?
- 개나리가 핀 거리를 걷는 것을 좋아하셨어요?
- 봄에는 개나리 외에 어떤 꽃이 피지요?
  - 그 꽃이 개나리와 어떻게 다른지 말씀해 보세요.
- 개나리를 보면 생각나는 동물이 있나요?
- 사진을 보고 떠오르는 생각을 자유롭게 말씀해 보세요.

봄 | 13

1단계 자유롭게 이야기해 보세요

사진 또는 그림을 보면서 떠오르는 생각을 자유롭게 이야기해 보세요.

2단계 이야기 해보세요

주제와 관련된 다양한 질문을 통해 과거의 기억을 이야기해 보세요.

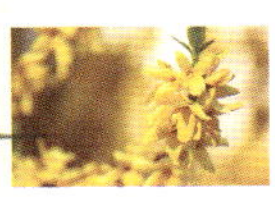

한번 해보세요

- 어르신께서 가장 좋아하는 꽃을 종이에 그려보세요.
- 어르신의 앨범에 꽃이 나온 사진이 몇 장 있는지 세어보세요.
- 집에 꽃무늬 물건이 있는지 찾아보세요.
  옷이나 이불, 수건, 양말 같은 물건에 꽃무늬가 있는지 찾아보세요.
- 거리에 핀 꽃의 냄새를 맡아보세요.
  꽃의 냄새가 서로 같은지, 다른지 비교해 보세요.

개나리 꽃잎으로 멋진 작품을 만들어 보세요.
개나리를 종이에 붙인 후, 색연필로 예쁘게 꾸며보세요.

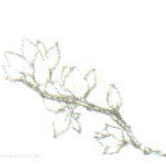

봄 | 15

3단계 한번 해보세요

주제와 관련된 다양한 실내외 활동을 한번 해보세요.

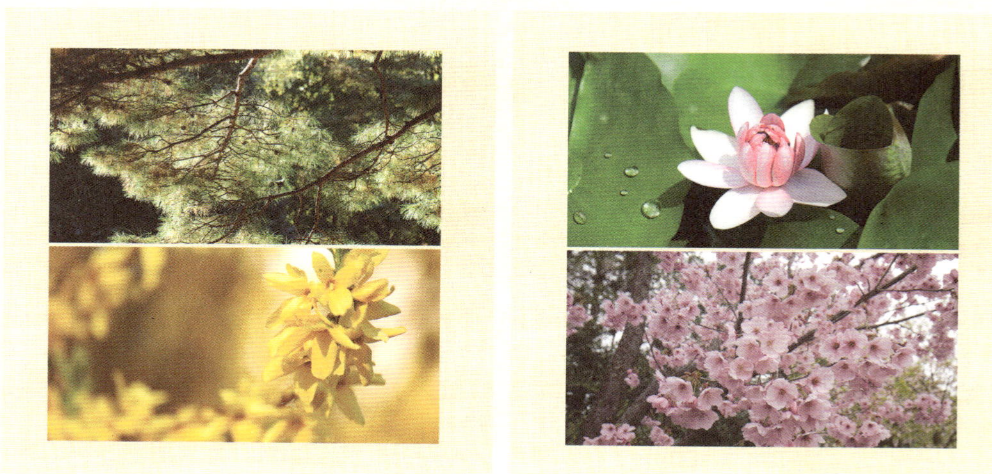

1 무슨 꽃과 나무인지 아시겠어요?
이름을 한번 말씀해 보세요.

2 자라는 장소가 다른 꽃은 무엇일까요?

3 꽃과 나무의 색깔이 어떻게 다른지 비교해 보세요.

4 일년 내내 잎이 지지 않는 식물은 무엇일까요?

4단계 기억해 보세요

주제와 관련된 일반적인 정보에 대한 질문에 답해보세요.
(문항의 답안은 책의 뒷 부분에 제시되어 있습니다.)

활용법

'치매환자를 위한 기억여행'을 보다 효과적으로 활용하기 위해서는 다음의 기호를 참고하여 주세요.

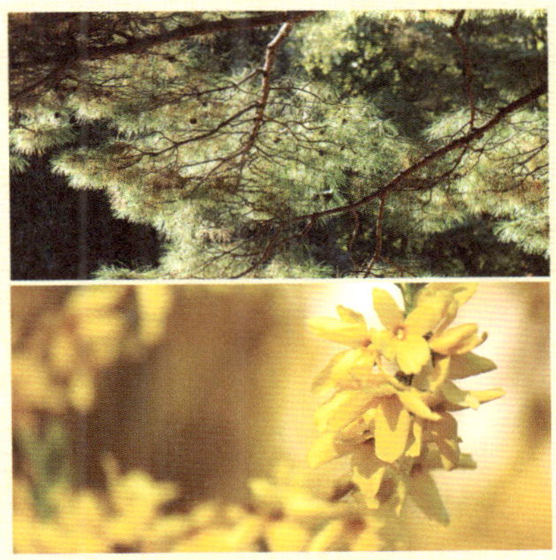
봄을 노랗게 물들이는 개나리

이야기해 보세요

- 무슨 꽃인지 아시겠어요?
  봄에 많이 피는 노란색 꽃으로 이름이 '개'로 시작하는 꽃은 무엇인가요?
- 봄에 활짝 핀 개나리를 본 적이 있으세요?
- 개나리를 꺾어 집에 가져가본 적이 있으세요?
- 개나리가 핀 거리를 걷는 것을 좋아하셨어요?
- 봄에는 개나리 외에 어떤 꽃이 피지요?
  그 꽃이 개나리와 어떻게 다른지 말씀해 보세요.
- 개나리를 보면 생각나는 동물이 있나요?
- 사진을 보고 떠오르는 생각을 자유롭게 말씀해 보세요.

봄 | 13

1 무슨 꽃과 나무인지 아시겠어요?
이름을 한번 말씀해 보세요.

3 꽃과 나무의 색깔이 어떻게 다른지 비교해 보세요.

힌트를 의미하는 기호로 학습자가 이전 질문에 적절한 대답을 하지 못할 경우, 보호자는 기호 옆의 질문을 추가로 제시하여 학습자의 기억을 유도할 수 있습니다.

학습자의 경험에 따라 질문의 내용이 달라짐을 의미하는 기호로, 두 가지 질문 중 한 가지만 선택적으로 응답할 수 있습니다.

사진을 참고해야 함을 의미하는 기호로 보호자는 상단에 제시된 사진을 하나씩 짚어가며 질문을 하고 학습자는 질문에 적절히 응답하게 됩니다.

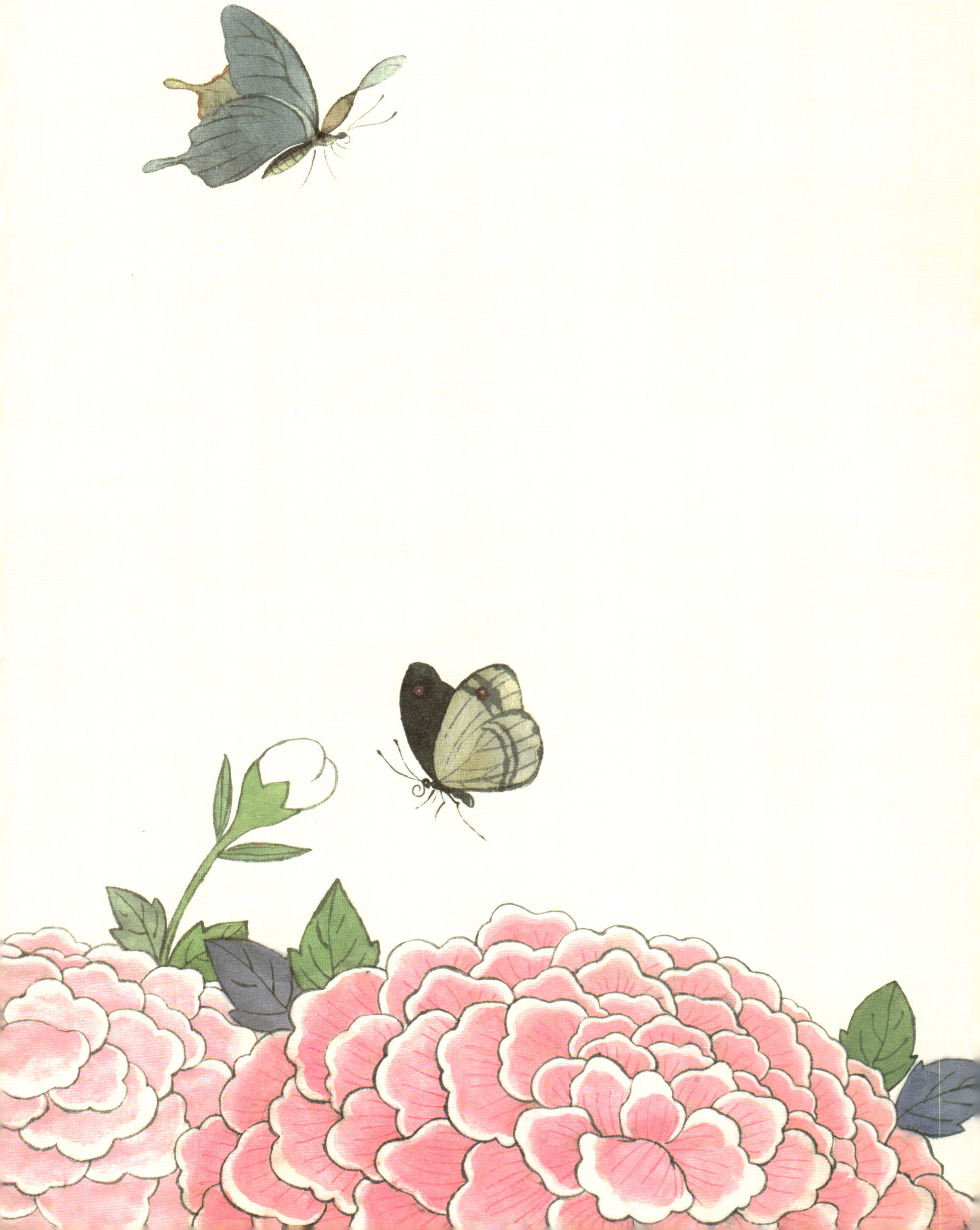

봄

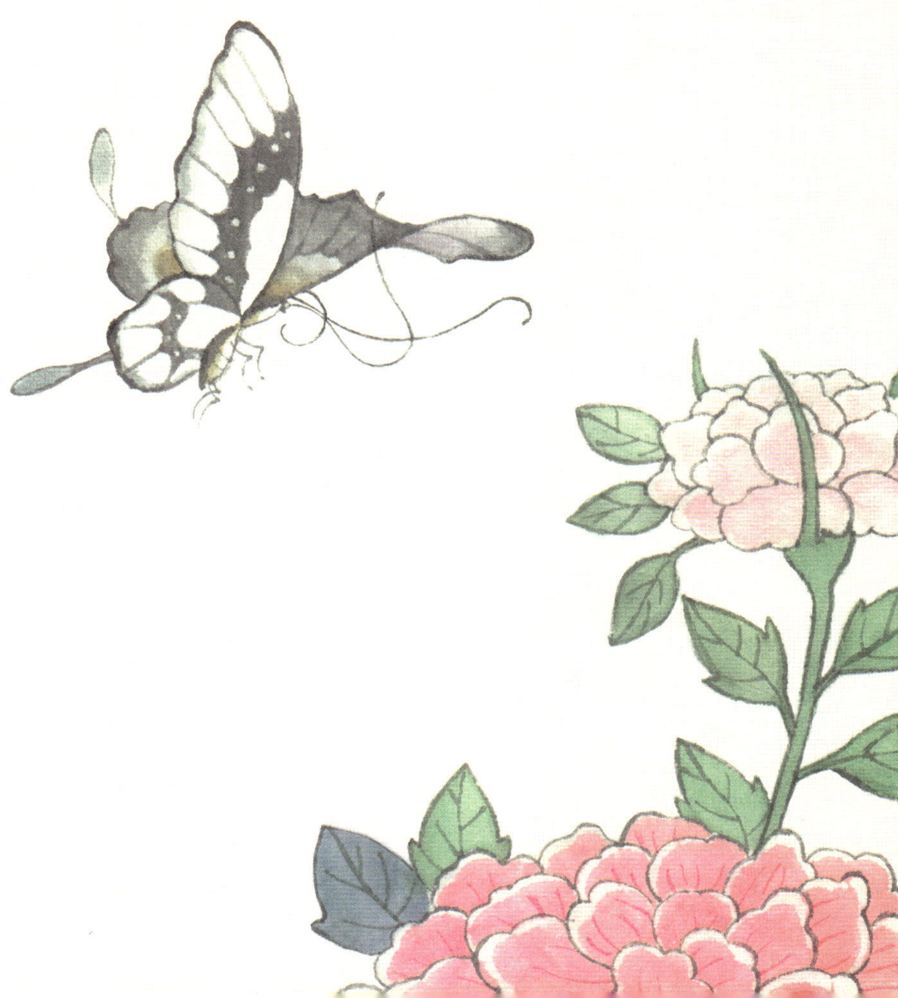

목차

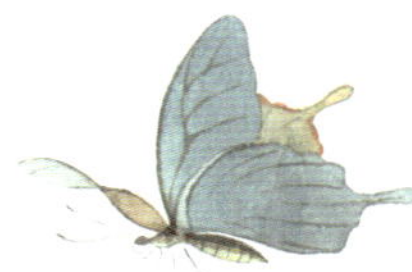

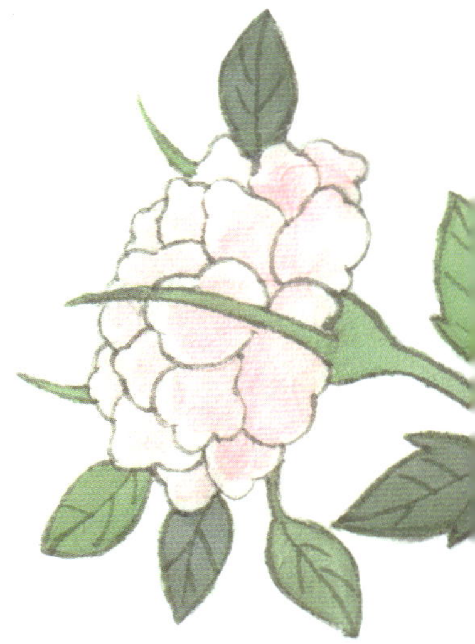

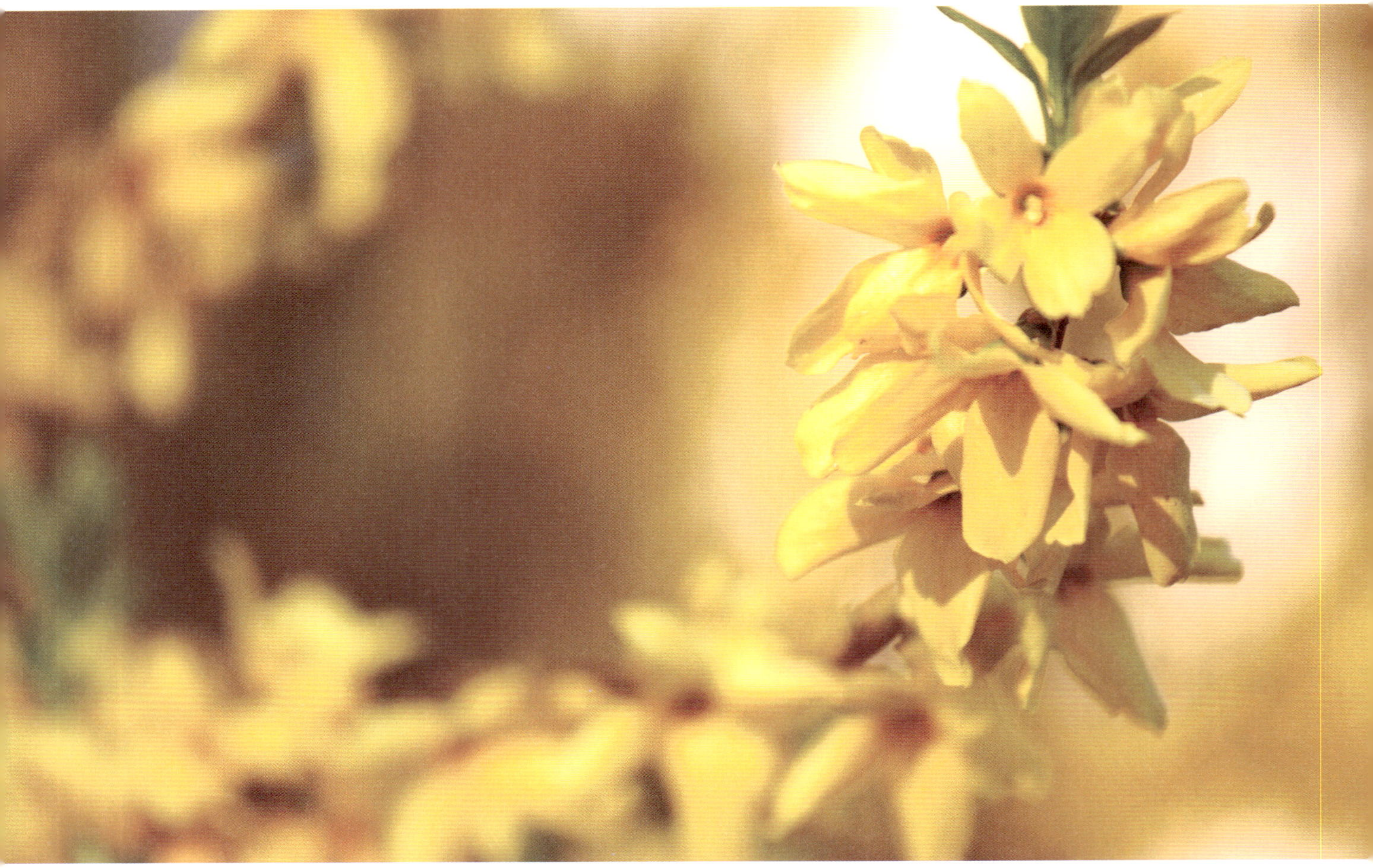

이야기해 보세요

- 무슨 꽃인지 아시겠어요?

  봄에 많이 피는 노란색 꽃으로 이름이 '개'로 시작하는 꽃은 무엇인가요?

- 봄에 활짝 핀 개나리를 본 적이 있으세요?
- 개나리를 꺾어 집에 가져가본 적이 있으세요?
- 개나리가 핀 거리를 걷는 것을 좋아하셨어요?
- 봄에는 개나리 외에 어떤 꽃이 피지요?

  그 꽃이 개나리와 어떻게 다른지 말씀해 보세요.

- 개나리를 보면 생각나는 동물이 있나요?
- 사진을 보고 떠오르는 생각을 자유롭게 말씀해 보세요.

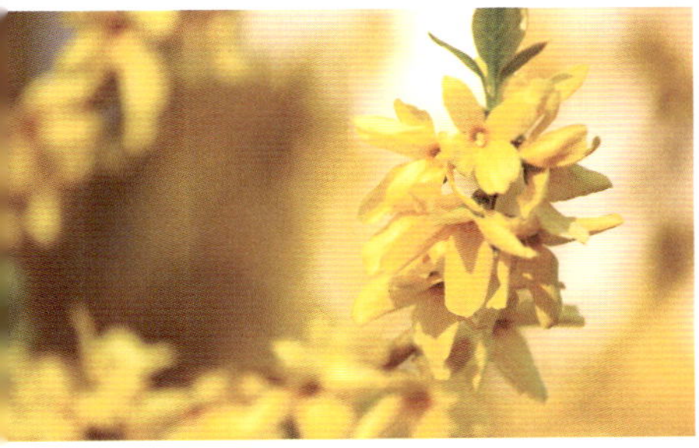

한번 해보세요

- 어르신께서 가장 좋아하는 꽃을 종이에 그려보세요.
- 어르신의 앨범에 꽃이 나온 사진이 몇 장 있는지 세어보세요.
- 집에 꽃무늬 물건이 있는지 찾아보세요.
  옷이나 이불, 수건, 양말 같은 물건에 꽃무늬가 있는지 찾아보세요.
- 거리에 핀 꽃의 냄새를 맡아보세요.
  꽃의 냄새가 서로 같은지, 다른지 비교해 보세요.

개나리 꽃잎으로 멋진 작품을 만들어 보세요.
개나리를 종이에 붙인 후, 색연필로 예쁘게 꾸며보세요.

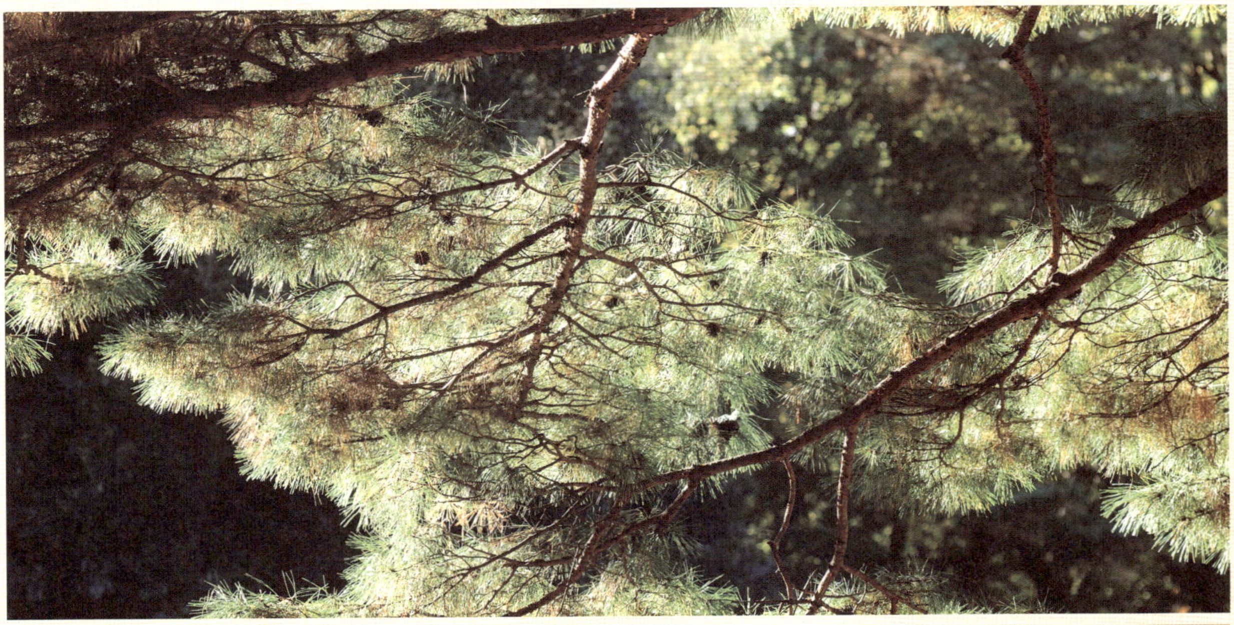

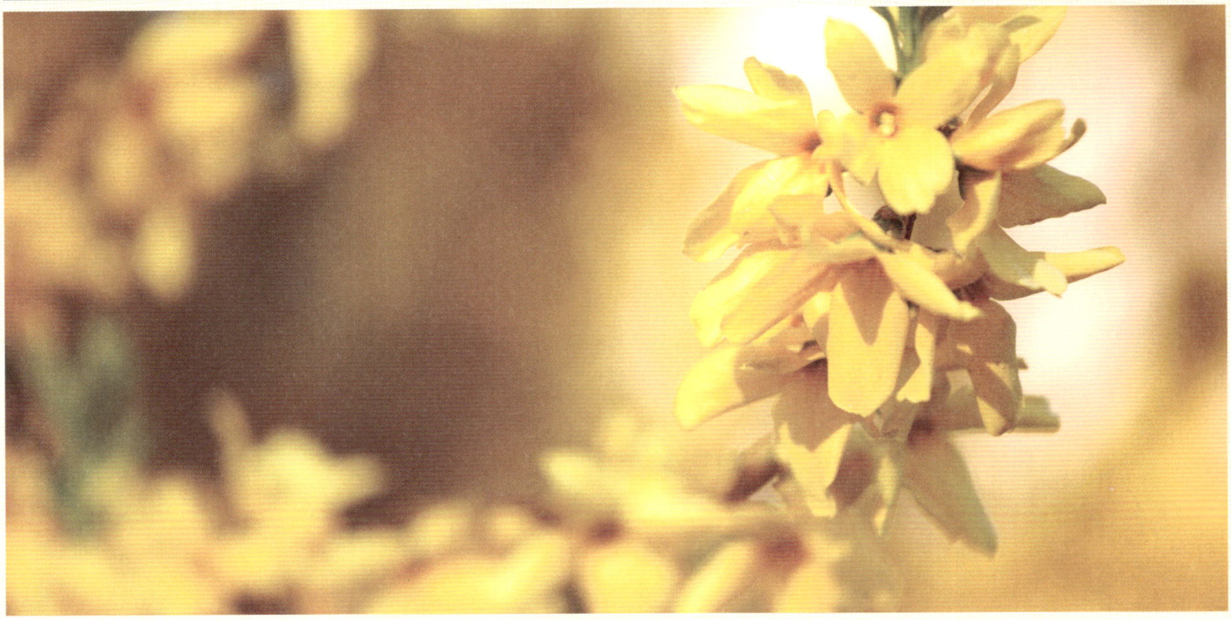

1 무슨 꽃과 나무인지 아시겠어요?
이름을 한번 말씀해 보세요.

3 꽃과 나무의 색깔이 어떻게 다른지 비교해 보세요.

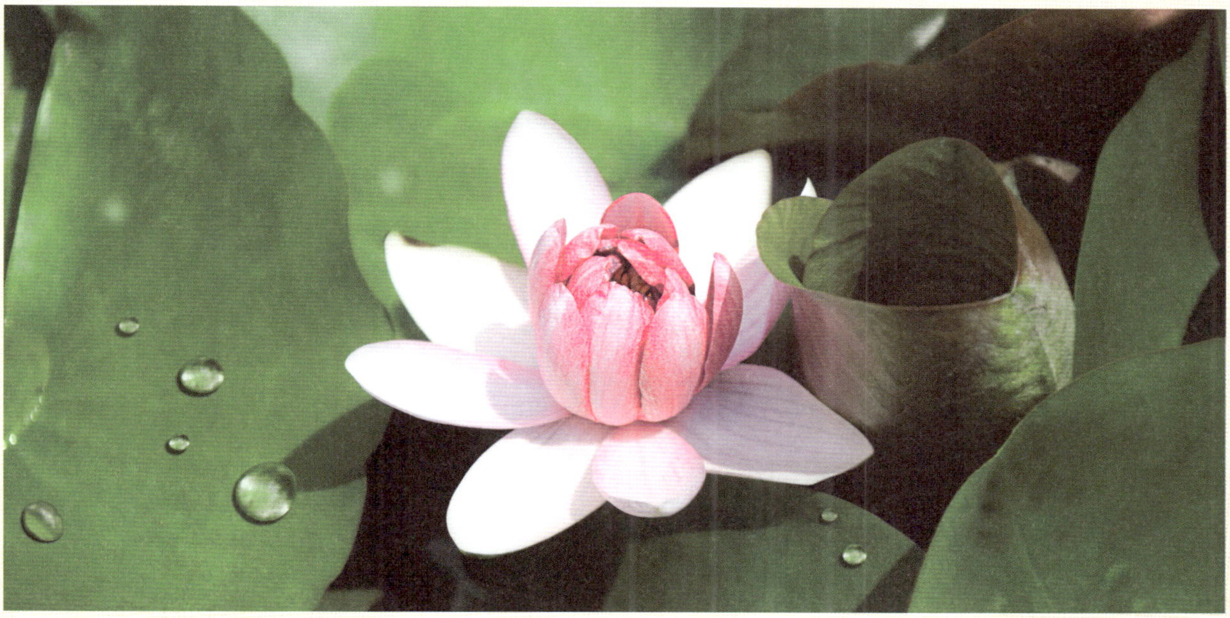

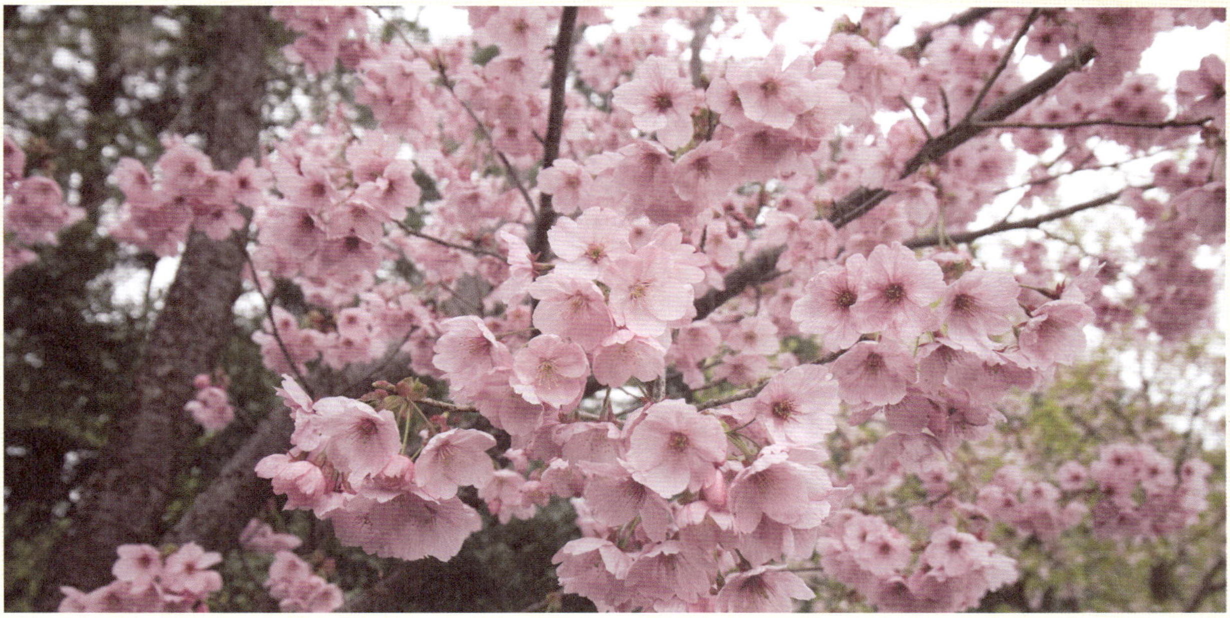

2 자라는 장소가 다른 꽃은 무엇일까요?

4 일년 내내 잎이 지지 않는 식물은 무엇일까요?

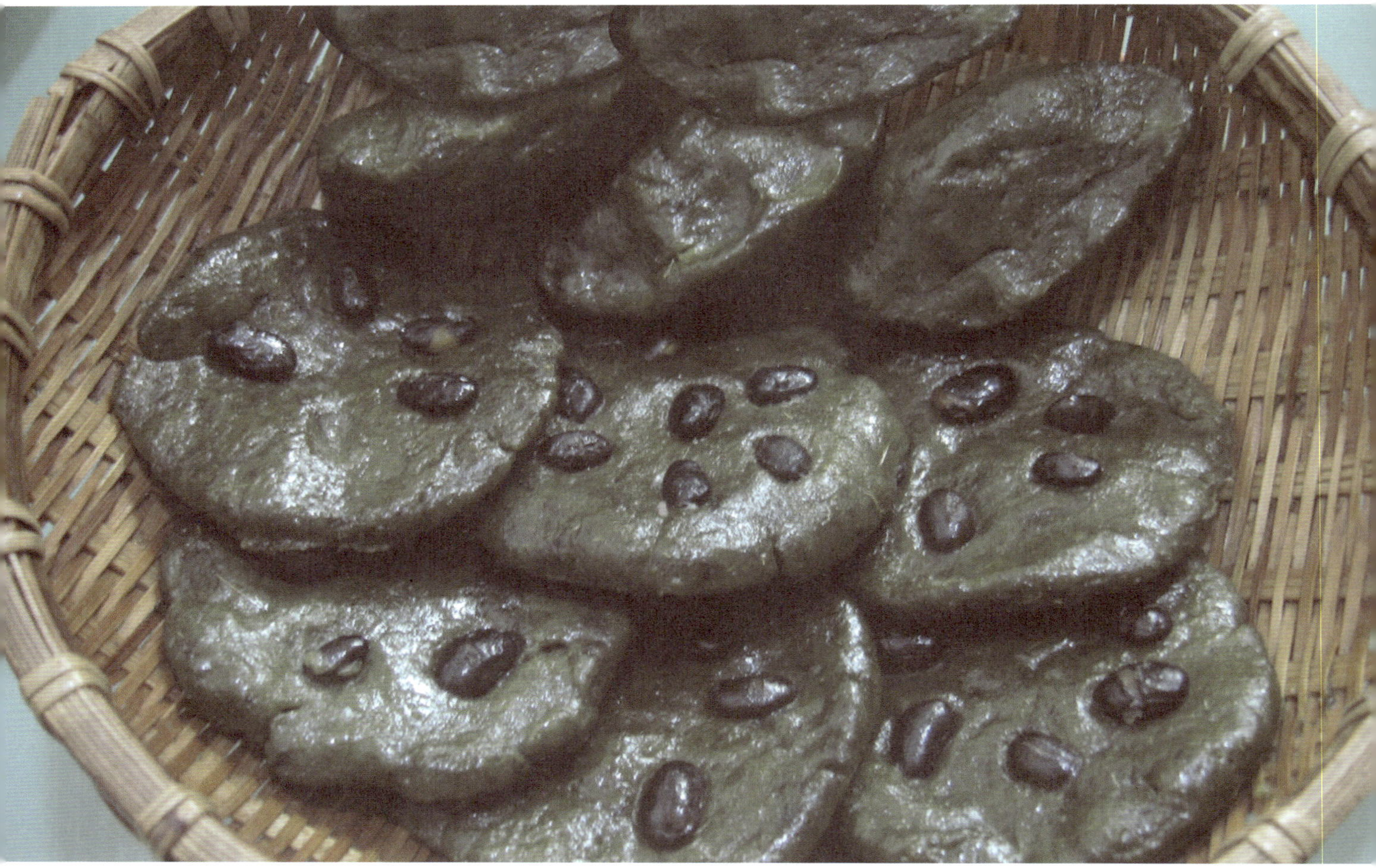

이야기해 보세요

- 무순 음식인지 아시겠어요?

  봄에 많이 먹는 음식으로 쑥을 넣어 만든 음식은 무엇이지요?

- 봄에 쑥떡을 먹어본 적이 있으시죠?

- 쑥떡을 좋아하셨어요?

  좋아했다면, 쑥떡을 얼마나 자주 드셨는지 말씀해 보세요.

  좋아하지 않았다면, 쑥떡 외에 어떤 떡을 가장 좋아했는지 말씀해 보세요.

- 쑥을 캐기 위해 산이나 밭에 가본 적이 있으세요?

- 사진을 보고 떠오르는 생각을 자유롭게 말씀해 보세요.

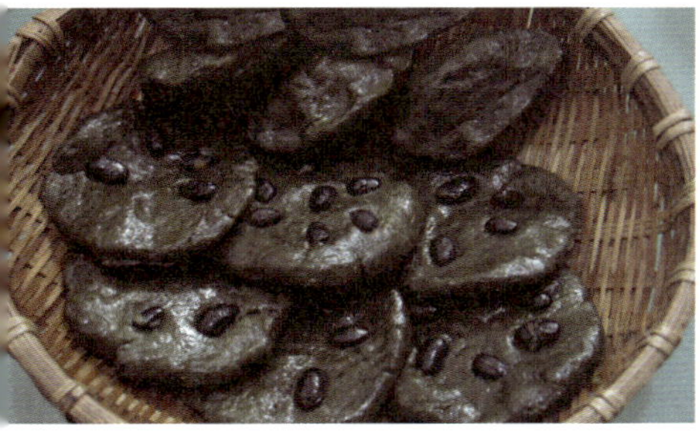

한번 해보세요

- 쑥을 빻거나 갈아보세요. 쑥의 촉감은 어떤지 손으로 만져보고, 냄새도 맡아보세요.
- 달력에서 일년 중 떡국과 송편을 먹는 날에 동그라미 표시(O)를 해보세요.
- 집에 쑥떡처럼 두 글자 단어인 물건이 몇 개나 있는지 찾아보세요.
- 집에 쑥떡처럼 끈적끈적한 음식이 있는지 찾아보세요.
- 가까운 떡집에서 어린 시절 즐겨 먹던 떡을 사드셔 보세요.

쑥으로 멋진 작품을 만들어보세요.
색연필로 예쁘게 꾸며보세요.

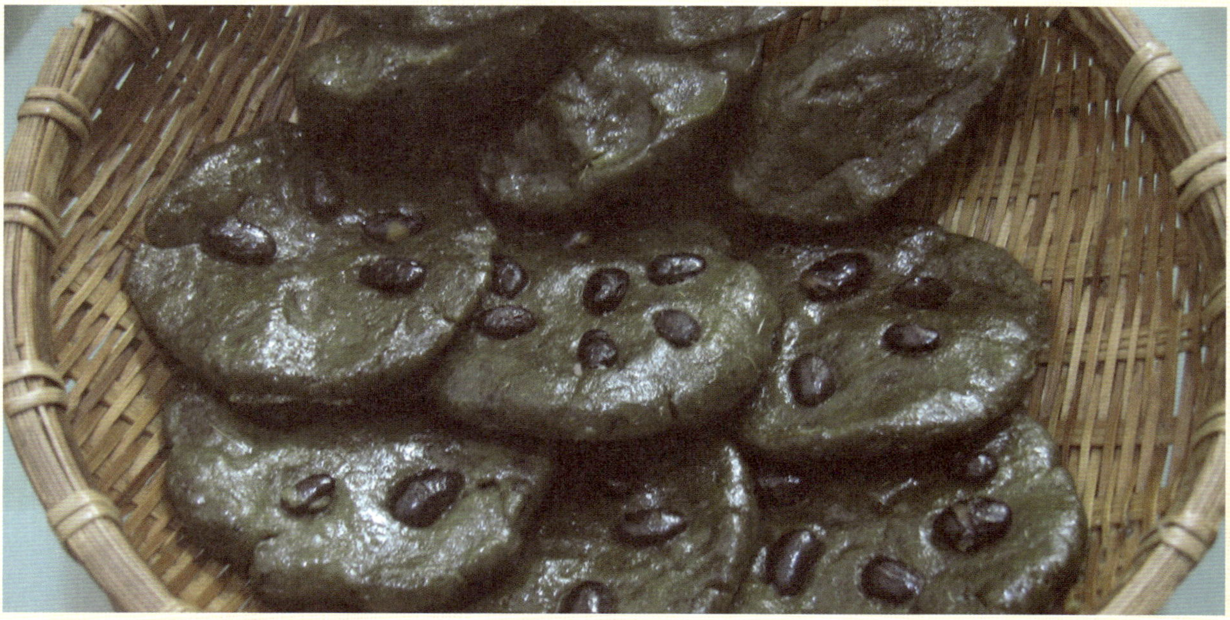

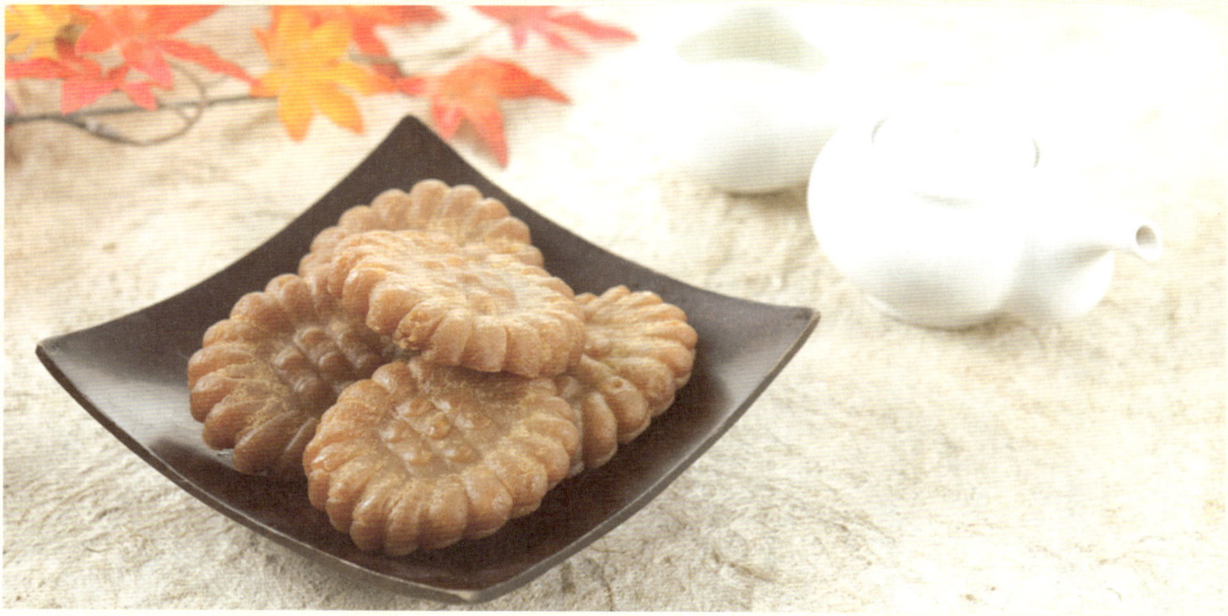

1 무슨 음식인지 아시겠어요?
음식의 이름을 말씀해 보세요.

3 음식의 색깔이 어떻게 다른지 한번 비교해 보세요.

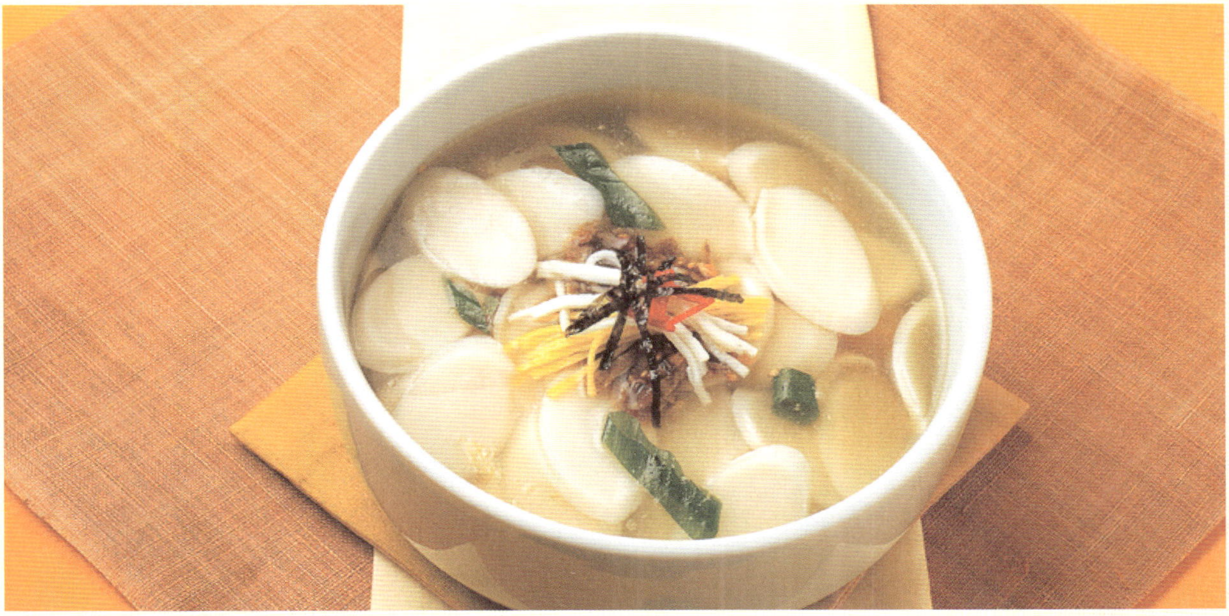

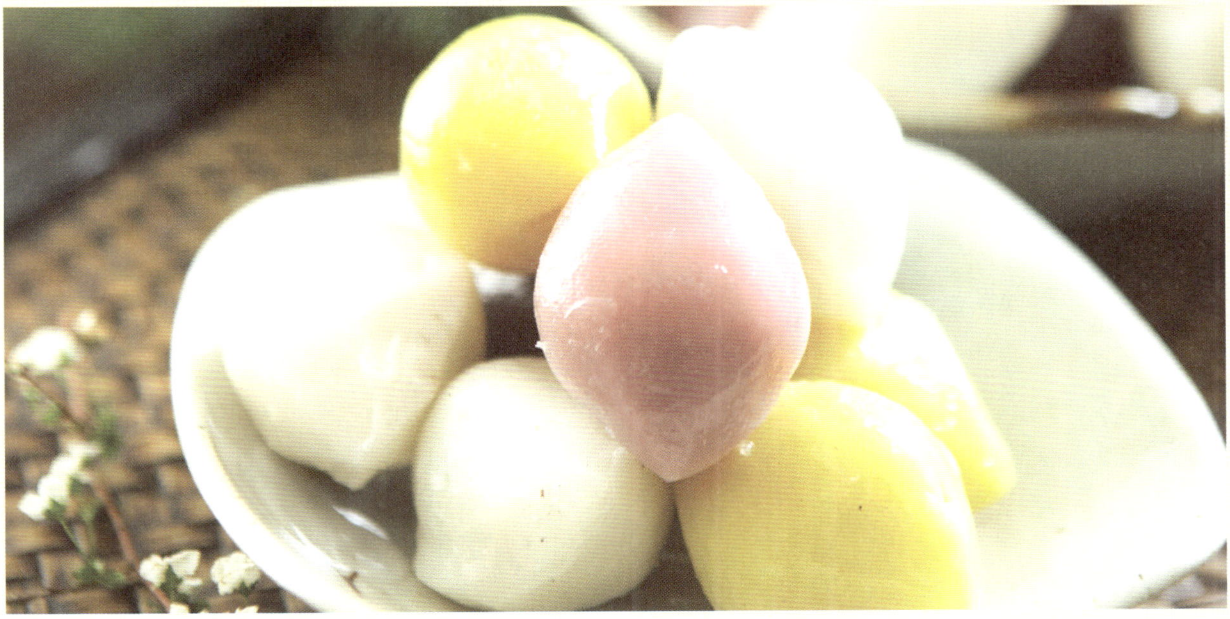

2 음식을 만든 재료가 쌀이 아닌 것은 무엇일까요?

4 주로 설날에 먹는 음식을 한 가지만 골라 보세요.

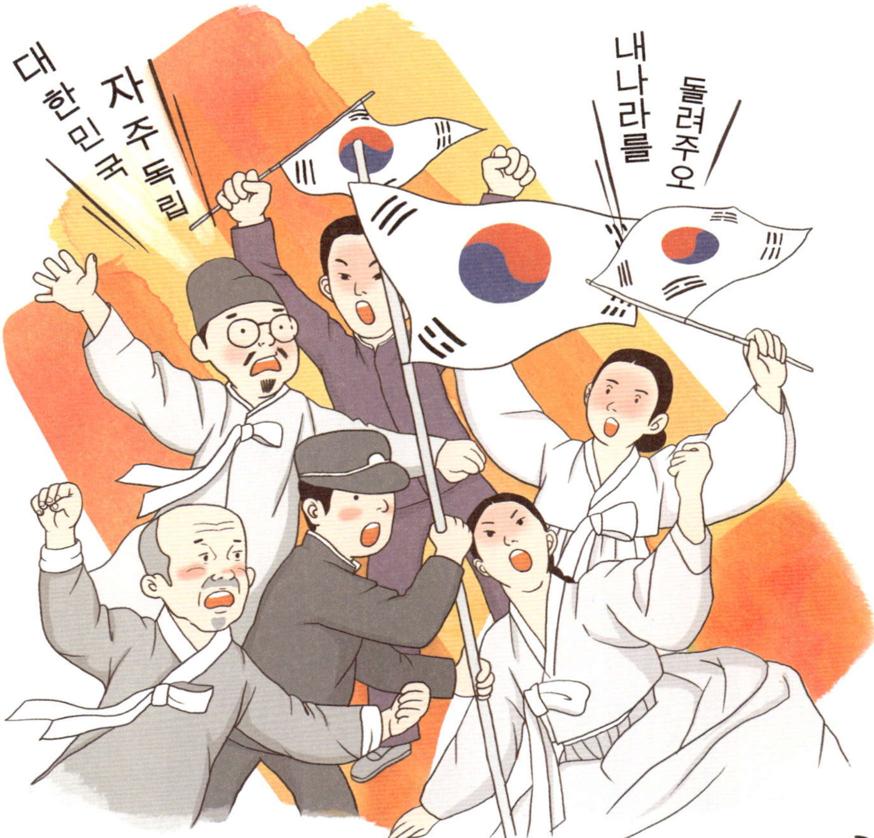

삼일절

이야기해 보세요

- 사진 속의 사람들이 무엇을 하는지 아시겠어요?

  사람들이 손에 들고 있는 것이 무엇인지,
  왜 그것을 들고 있는지 생각해 보세요.

- 삼일절은 몇 월 며칠인가요?

- 삼일절은 무엇을 기념하는 날인가요?

- 삼일절에 태극기를 달아보신 적이 있으세요?

  태극기를 주로 어디에 달았는지 말씀해 보세요.

- 삼일절을 생각하면 떠오르는 사람이 있으세요?

- 사진을 보고 떠오르는 생각을 자유롭게 말씀해 보세요.

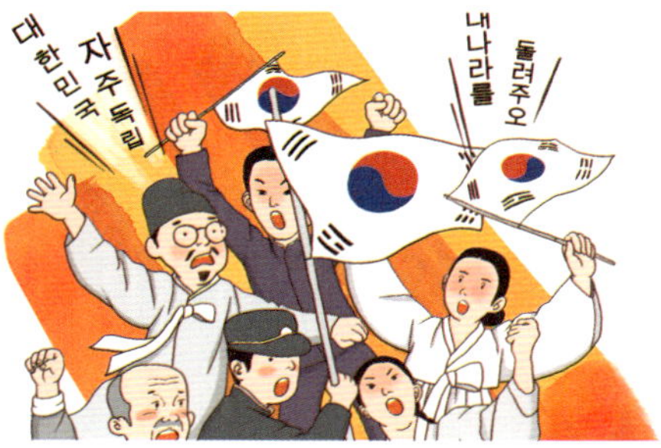

한번 해보세요

- 태극기를 한번 만들어 보세요.
  흰 종이에 태극기를 그린 후, 나무 막대기에 붙여 보세요.
- 달력에서 공휴일을 찾아 동그라미 표시(O)를 해보세요.
  일 년에는 모두 며칠의 공휴일이 있나요?
- 집에 태극기의 색깔인 빨간색이나 파란색으로 된
  물건이 있는지 찾아보세요.
- 삼일절이 지나지 않았다면, 삼일절에 태극기를
  달아보세요.

태극기를 한번 만들어 보세요.
색연필과 자를 사용해서 태극기를 그려보세요.

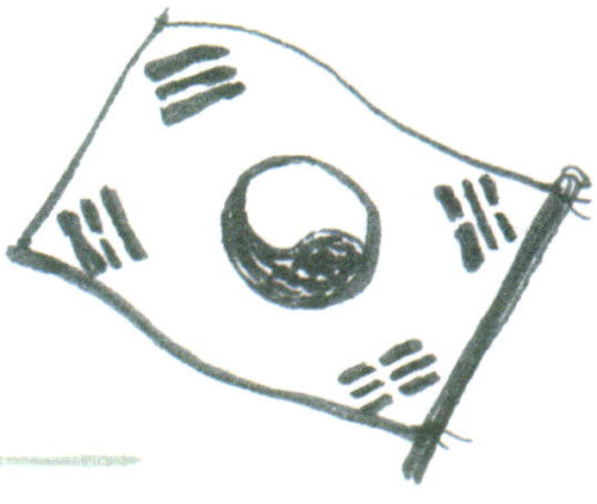

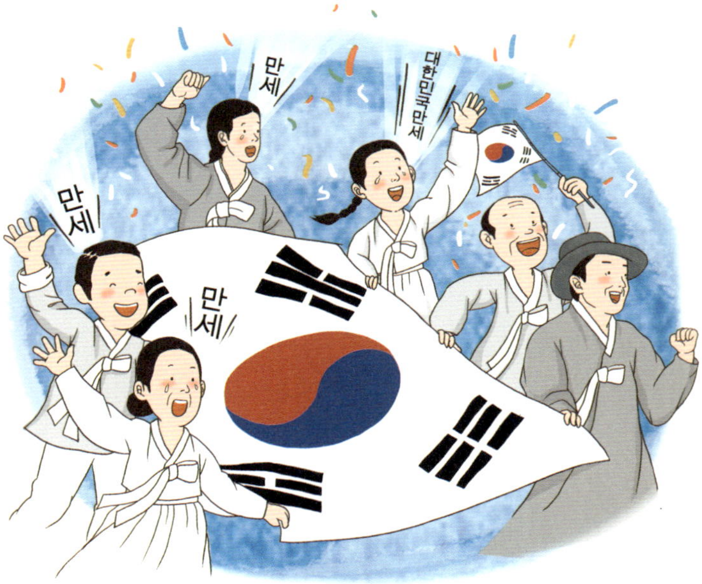

광복절

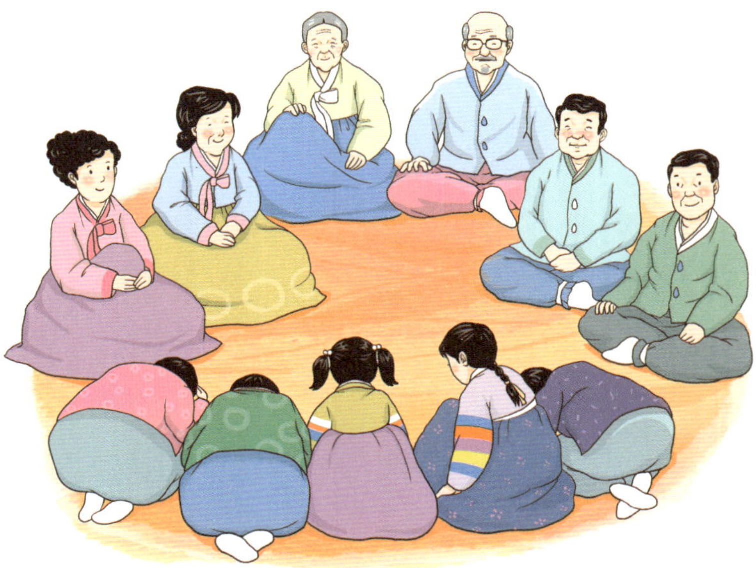

설날

1 각각의 공휴일이 몇 월 며칠인지 말씀해 보세요.

3 태극기를 달지 않는 날을 골라 보세요.

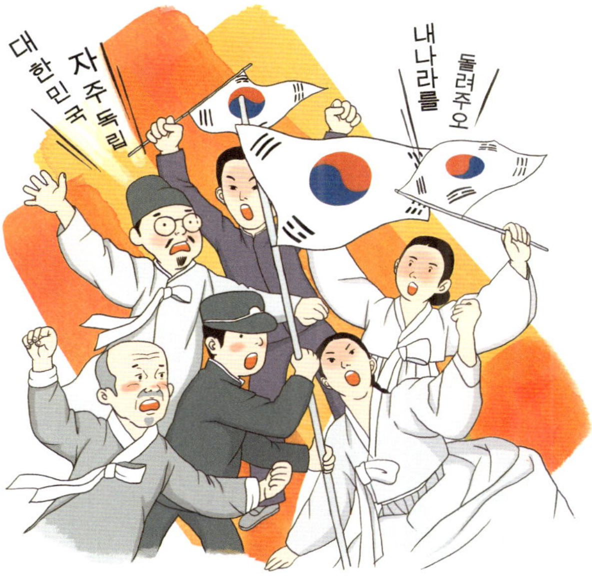

삼일절

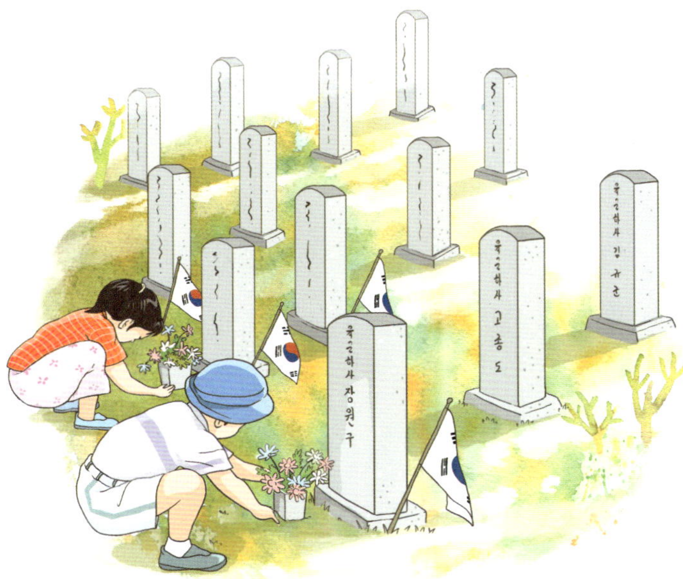

현충일

2 국군장병을 추모하기 위한 날은 언제일까요?

4 유관순과 가장 관련이 깊은 날은 언제일까요?

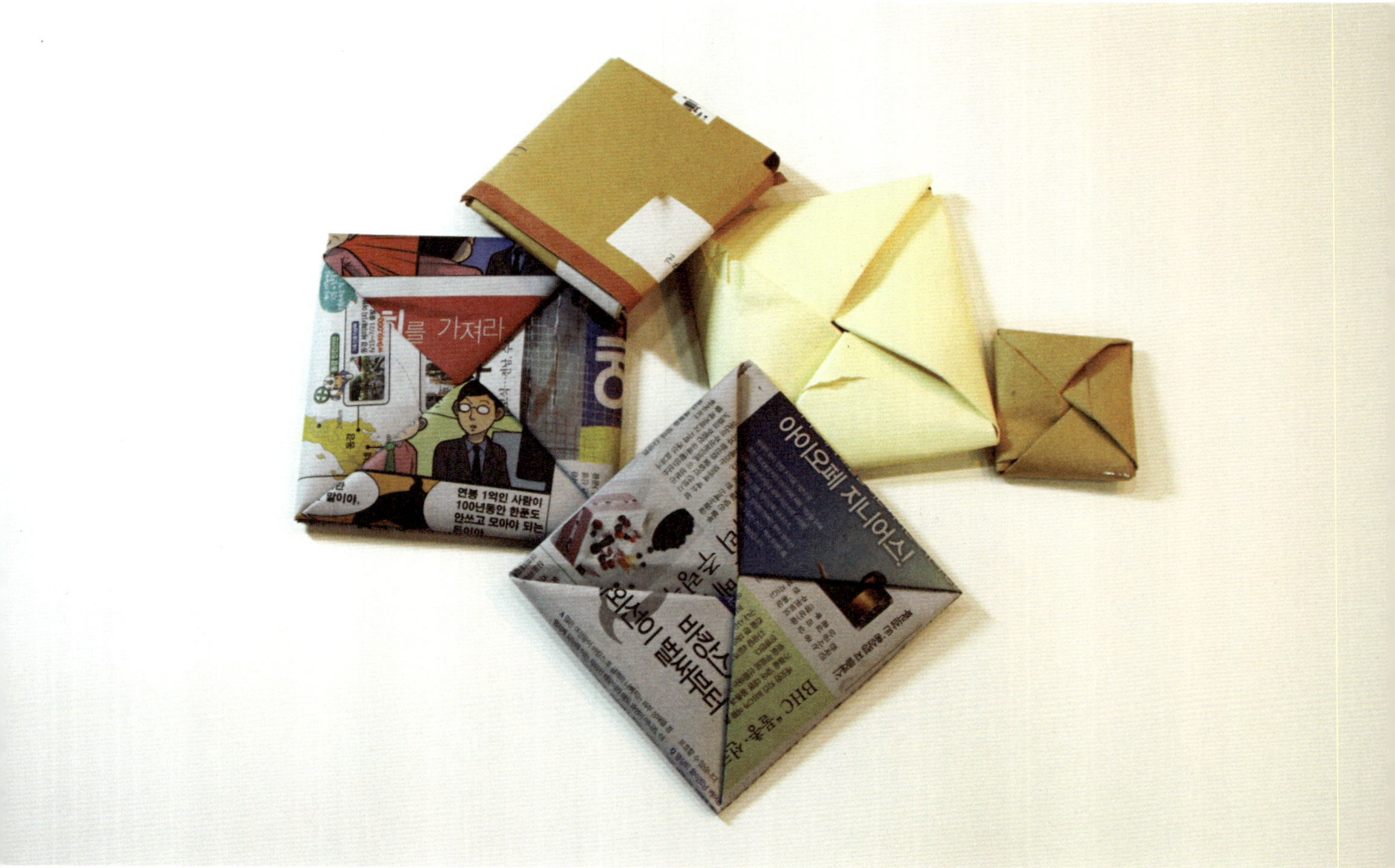
를 가져라
연봉 1억인 사람이
100년동안 한푼도
안쓰고 모아야 되는
아이오페 지니어스

이야기해 보세요

- 무슨 장난감인지 아시겠어요?

  종이로 만든 장난감으로 두 글자 단어인 이 장난감은 무엇일까요?

- 딱지치기를 해본 적이 있으세요?

- 어린 시절 딱지치기를 잘 하는 편이셨나요?

  잘하는 편이셨다면, 딱지를 잘 치는 방법을 알려주세요.

  잘하는 편이 아니셨다면, 어르신께서 가장 좋아하던 놀이가 무엇이었는지 말씀해 보세요.

- 딱지 때문에 친구들끼리 다툰 적은 없으셨어요?

- 사진을 보고 떠오르는 생각을 자유롭게 말씀해 보세요.

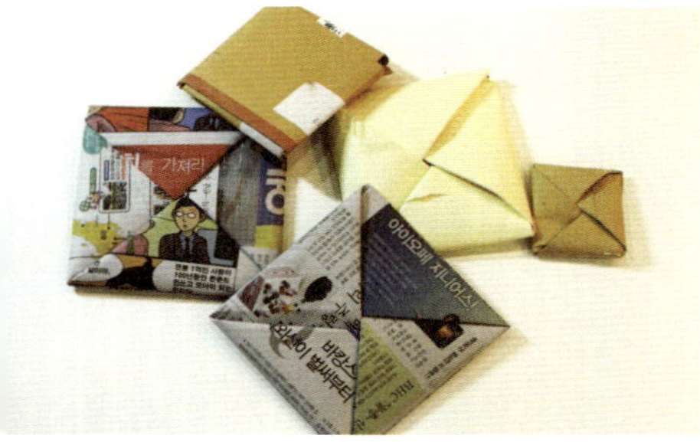

한번 해보세요

- 신문지나 달력으로 딱지를 만든 후, 딱지치기를 해보세요.
- 집에 딱지처럼 가지고 놀 수 있는 장난감이 있는지 찾아보세요.
- 놀이터에서 아이들이 노는 것을 구경해 보세요. 요즘 아이들은 무엇을 하며 노는지 살펴보세요.
- 문방구에서 요즘 나오는 딱지를 구경해 보세요. 어르신께서 가지고 놀던 딱지와 어떻게 달라졌는지 비교해 보세요.

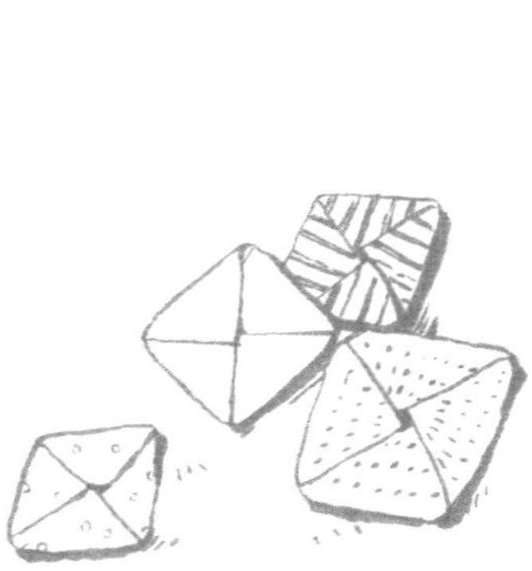

어린 시절 어르신께서 가지고 놀던 장남감을 그려보세요.

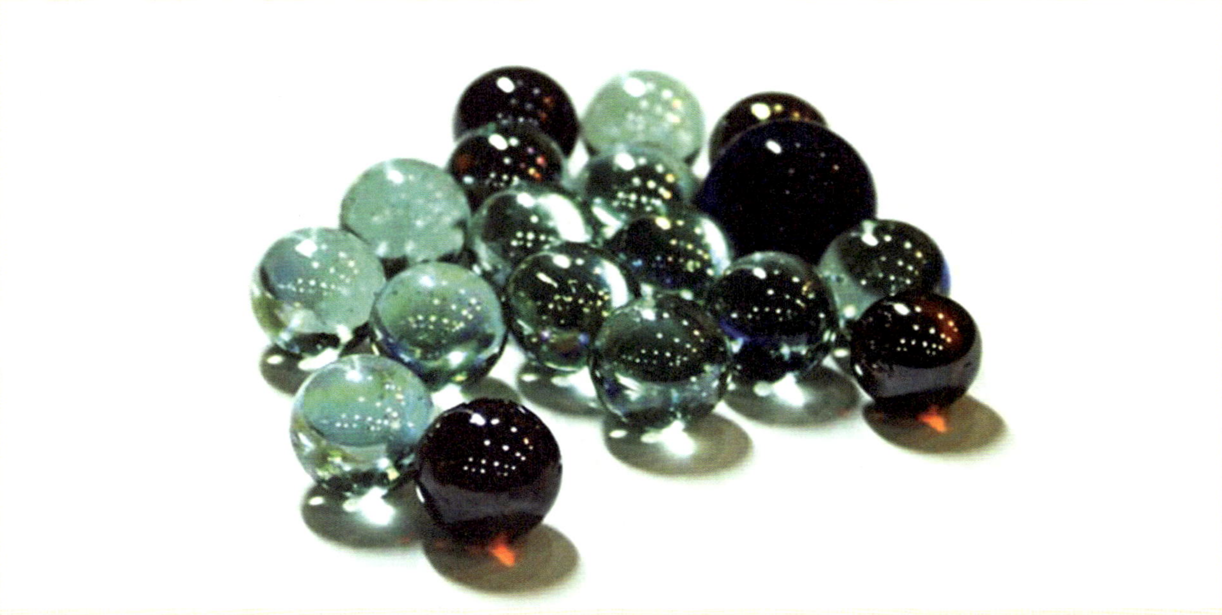

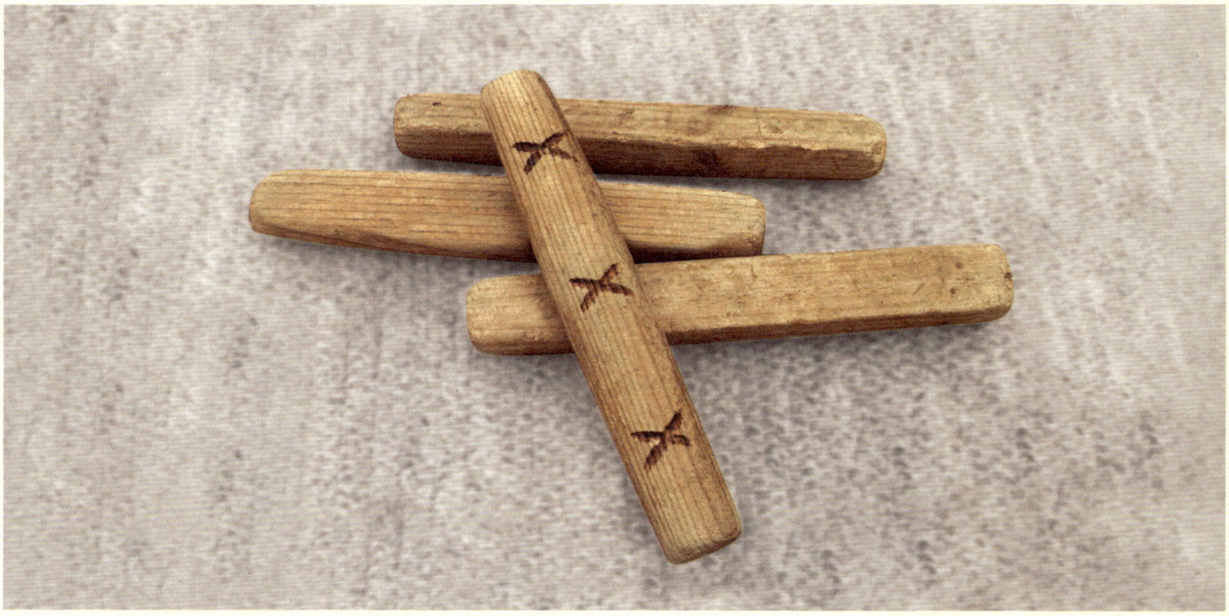

1 무슨 장난감인지 아시겠어요?
이름을 한번 말씀해 보세요.

3 여러 명이 함께 해야만 하는 놀이를 모두 골라보세요.

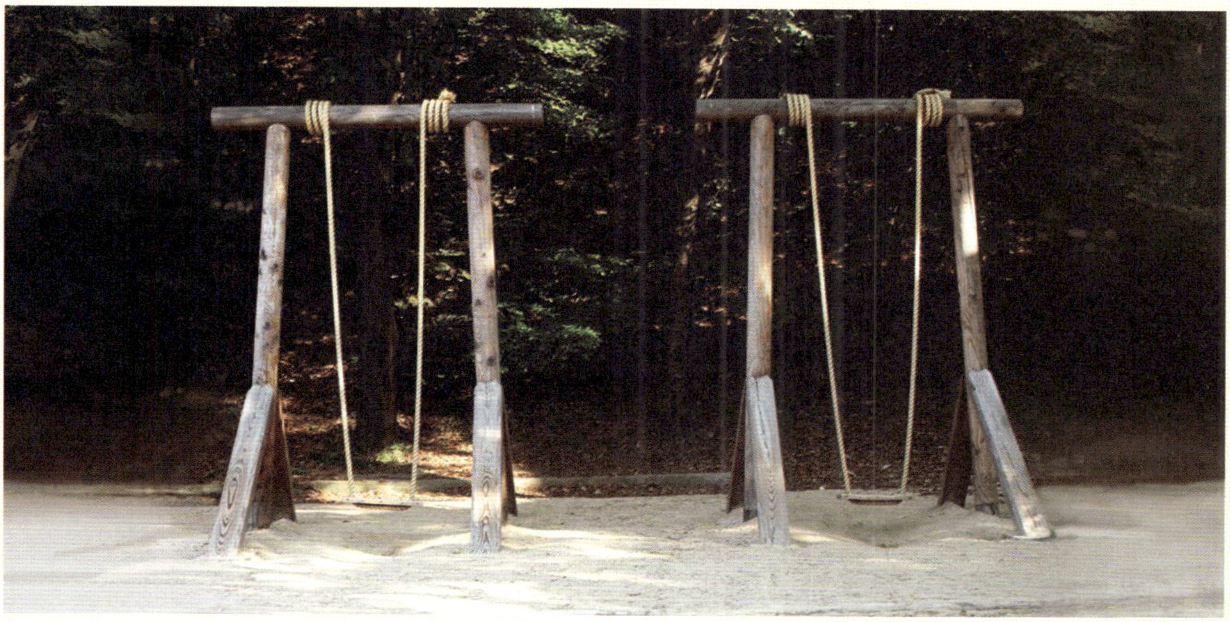

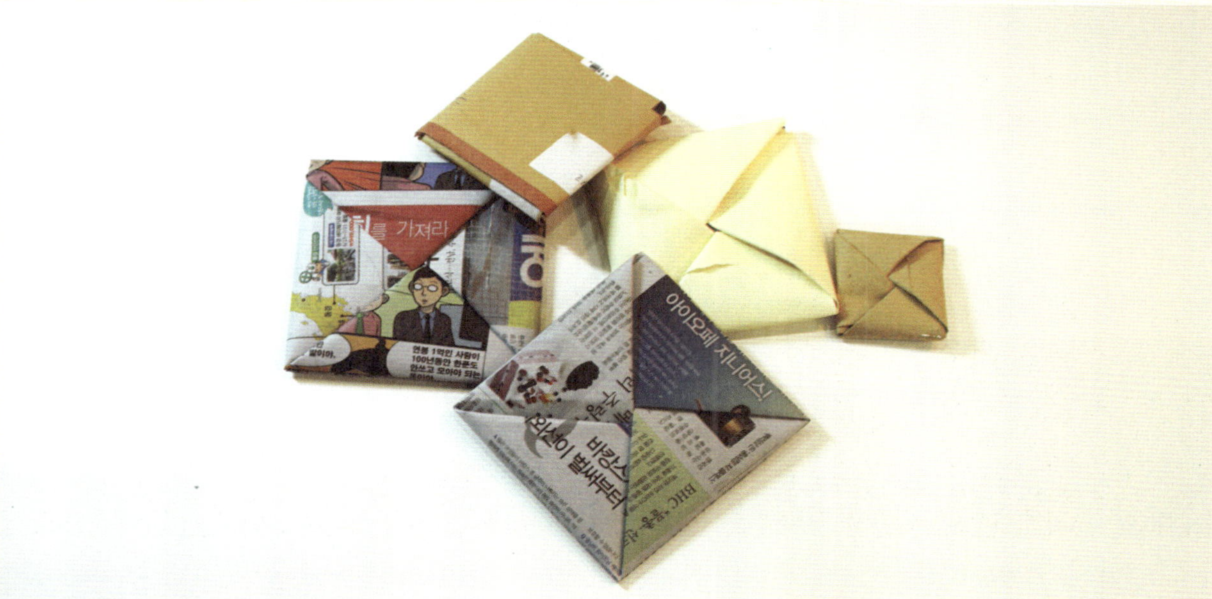

2 집 안에서 할 수 없는 놀이는 무엇일까요?

4 설날에 친척들이 한데 모여 즐겨 하던 놀이는 무엇일까요?

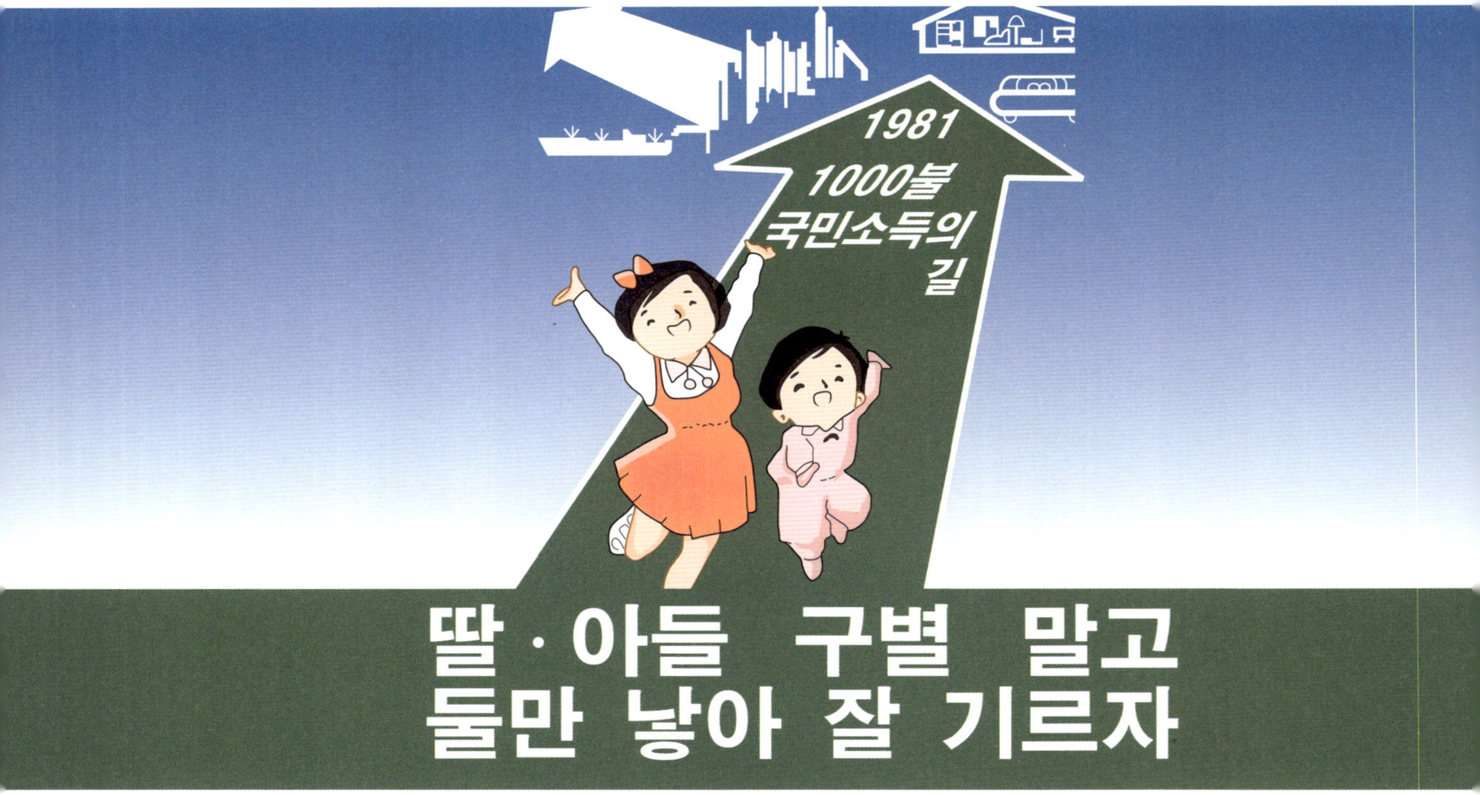
1981
1000불
국민소득의
길
딸·아들 구별 말고
둘만 낳아 잘 기르자

이야기해 보세요

- 무슨 내용의 벽보인지 아시겠어요?

  자식을 많이 낳던 시절에 자주 볼 수 있던 이 벽보는 무엇을 의미하나요?

- 가족계획과 관련된 벽보를 본 적이 있으세요?
- 어린 시절 벽보는 주로 어디에서 볼 수 있었나요?
- 가장 많이 볼 수 있었던 벽보에 대해서 말씀해 보세요.
- 어르신께서는 슬하에 몇 분의 자녀를 두셨어요?
- 사진을 보고 떠오르는 생각을 자유롭게 말씀해 보세요.

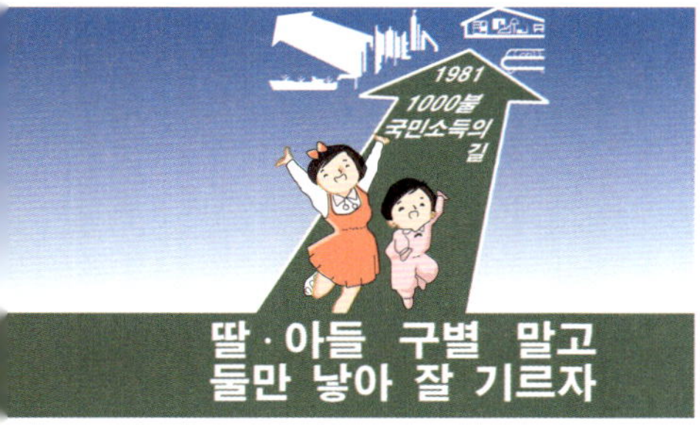

한번 해보세요

- 어르신과 가까이 지내는 사람들은 몇 명의 가족이 있는지 말씀해 보세요.
- 연락이 뜸했던 가족이나 친구가 있다면 안부 전화를 해보세요. 자녀들도 잘 있는지 연락해 보세요.
- 거리에서 벽보를 찾아보세요. 요즘에는 벽보가 어디에 있는지, 어떤 문구가 적혀있는지 살펴보세요.

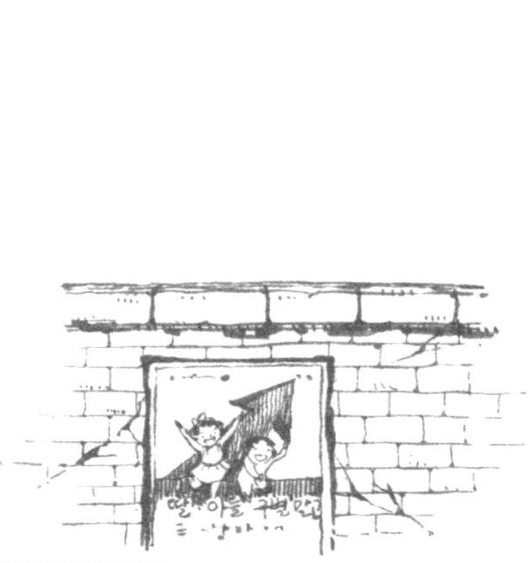

벽보를 한번 만들어보세요. 어르신께서
평소 하고 싶었던 말과 그림을 멋지게 그려보세요.

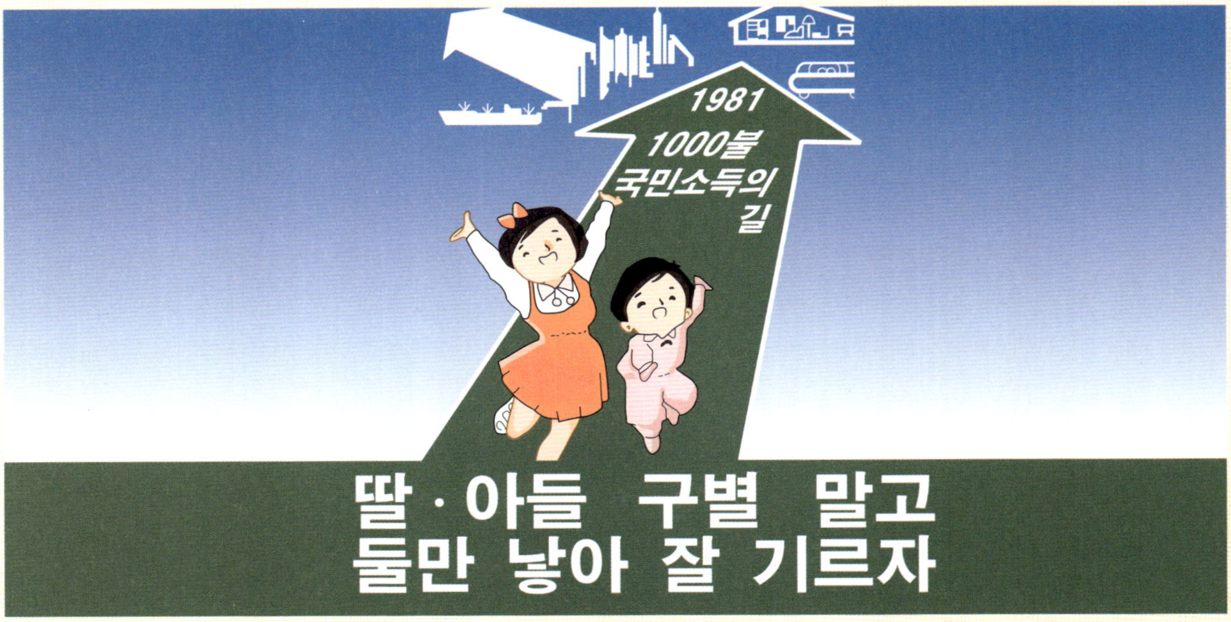

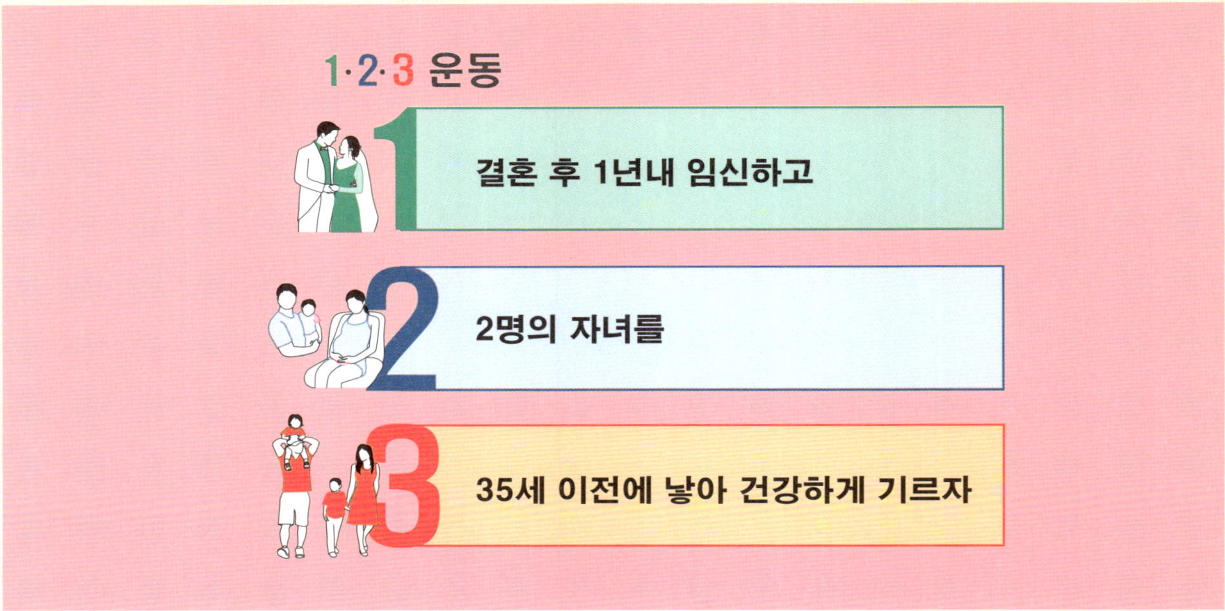

1 무슨 벽보인지 아시겠어요? 각각의 벽보가 몇 명의 자녀를 낳으라는 것인지 말씀해 보세요.

3 남아선호사상이 있던 시대의 벽보를 골라보세요.

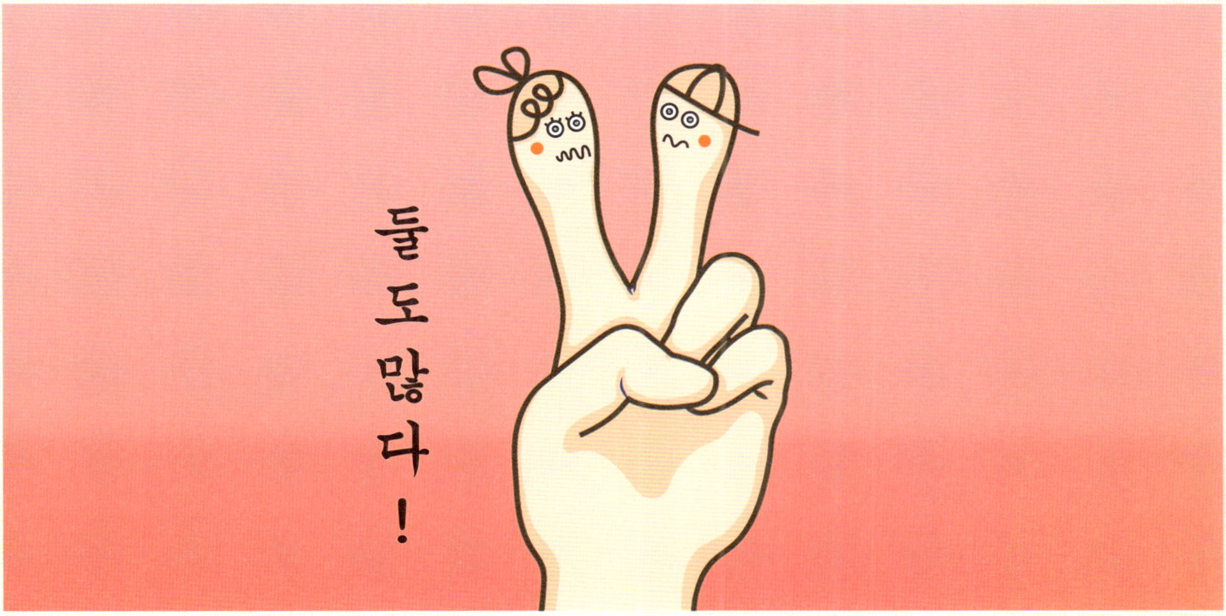
둘도 많다!

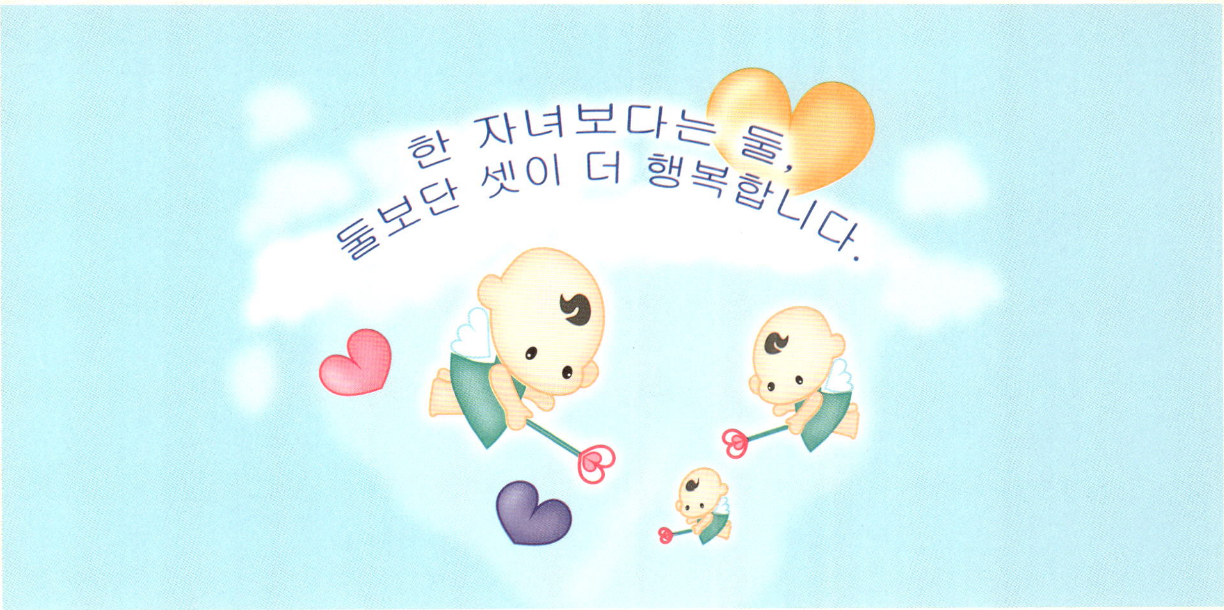
한 자녀보다는 둘,
둘보단 셋이 더 행복합니다.

2 자녀를 적게 낳으라는 내용의 벽보를 모두 골라보세요.

4 어르신이 가장 자주 보았던 벽보를 골라보세요.

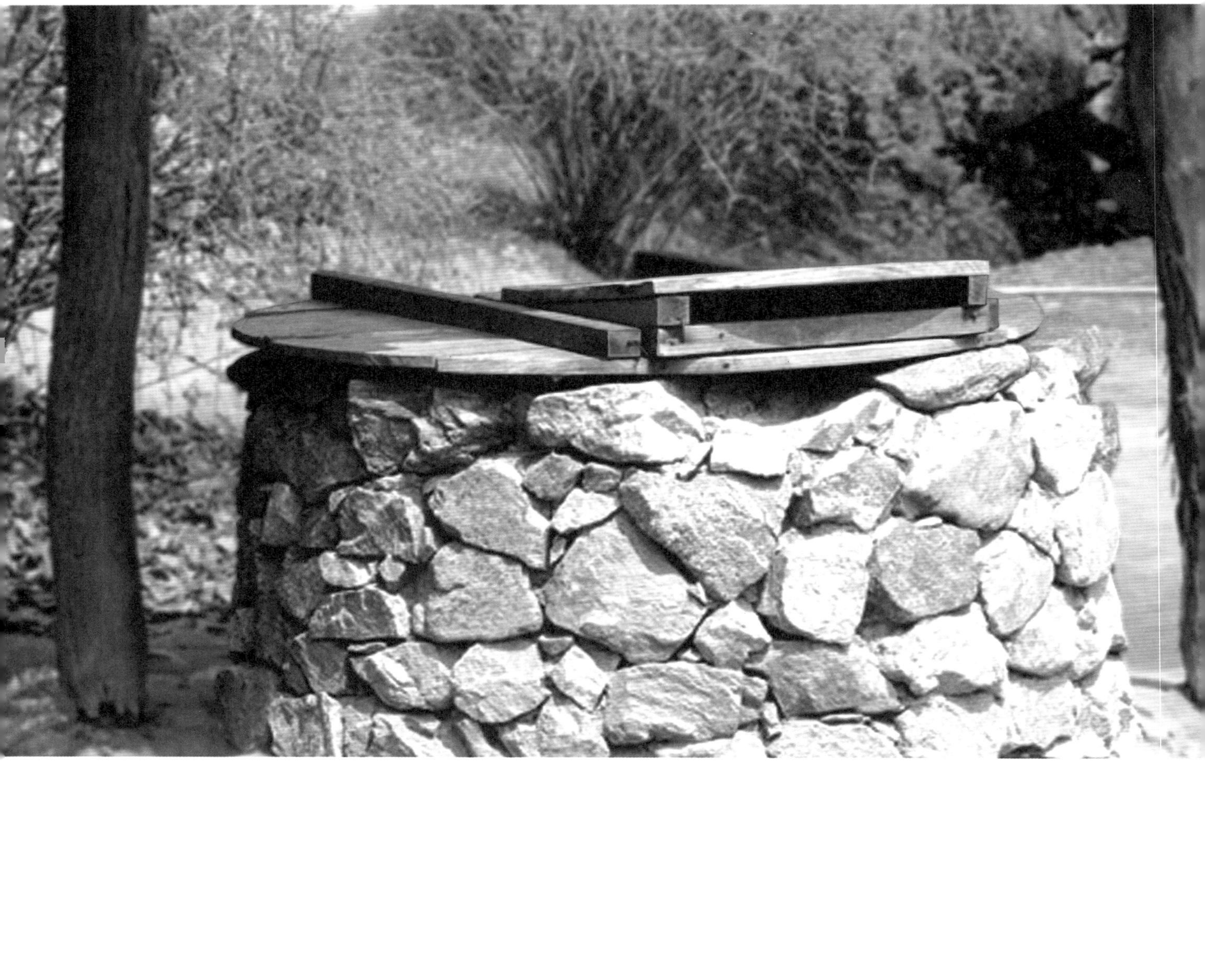

이야기해 보세요

- 무엇인지 아시겠어요?

  땅 속의 물을 길어 올리는 장소인 '이곳'은 무엇일까요?

- 어릴 적에 우물에서 물을 자주 길어다 드셨나요?

- 어린 시절 몇 살 때까지 우물에서 물을 길어다 드셨나요?

- 집안에서 물 긷는 심부름은 주로 누가 했었나요?

- 우물에 빠질 뻔한 적이나 우물에서 물을 길어 올리다가 두레박을 놓쳐본 적은 없으세요?

- 사진을 보고 떠오르는 생각을 자유롭게 말씀해 보세요.

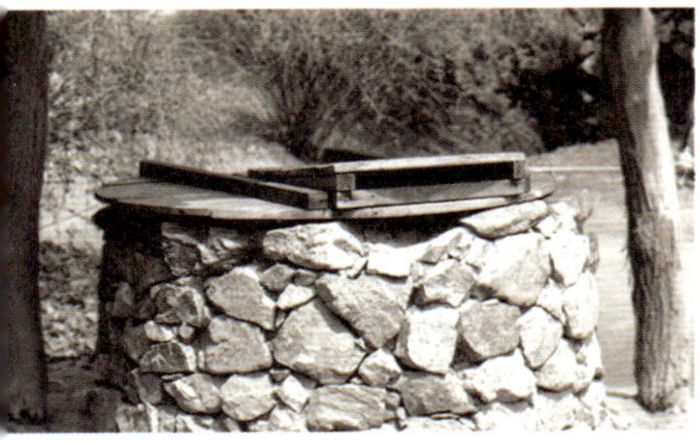

한번 해보세요

- 찰흙으로 우물과 두레박을 한번 만들어 보세요.
- 우물처럼 수돗물을 종이컵으로 받아 큰 대야에 옮겨보세요.
- 집에 물을 담을 수 있는 물병이 몇 개가 있는지 세어보세요.
- 집에 물을 풀 수 있는 바가지가 몇 개가 있는지 세어보세요.
- 주말에는 가까운 약수터를 방문해 보세요.
  약수터 물의 맛은 어떤지 한번 드셔보세요.

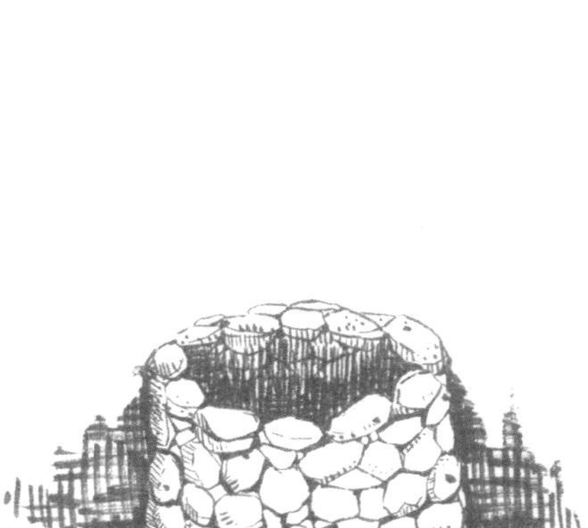

어린 시절 우물에 얽힌 추억이 있다면 적어보세요.

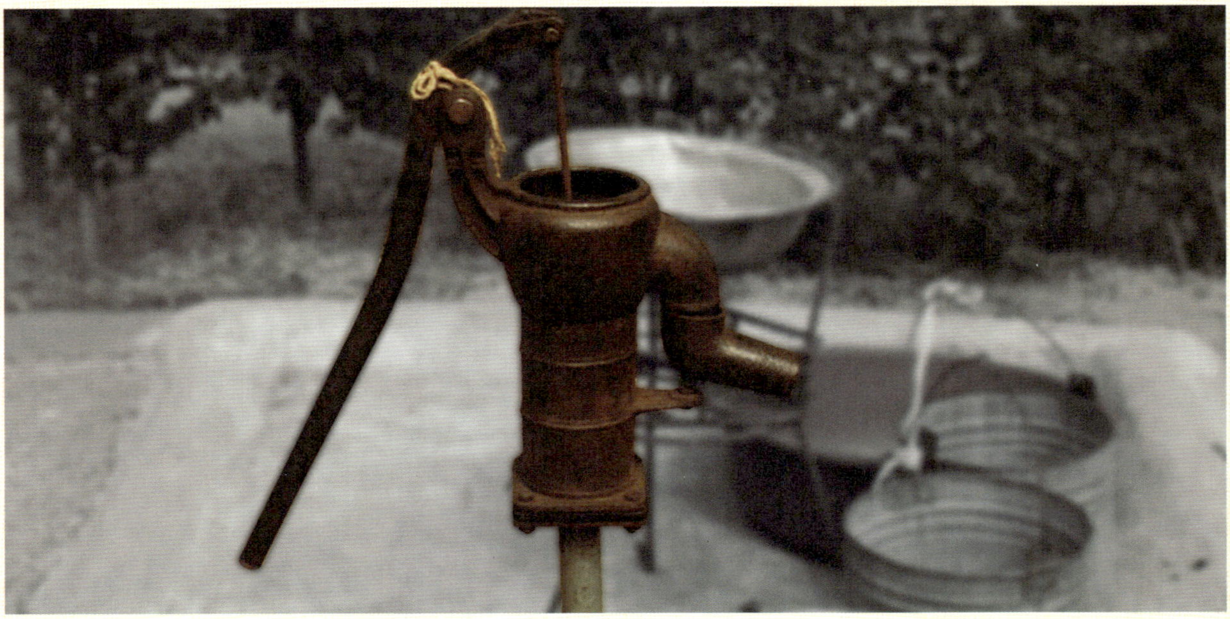

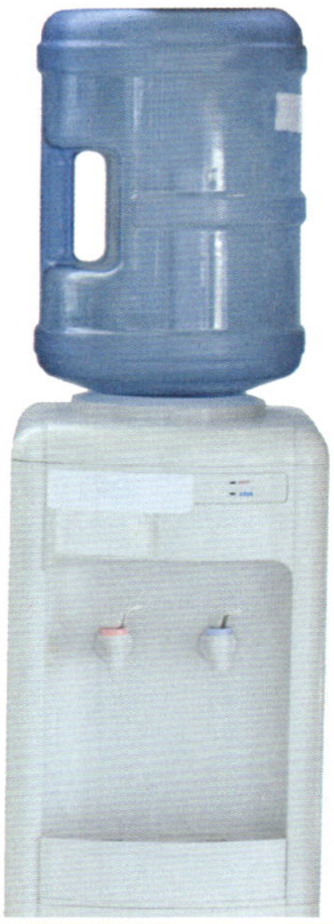

1 무슨 기구인지 아시겠어요?
기구의 이름을 한번 말씀해 보세요.

3 기구의 실제 크기가 가장 큰 것을 골라보세요.

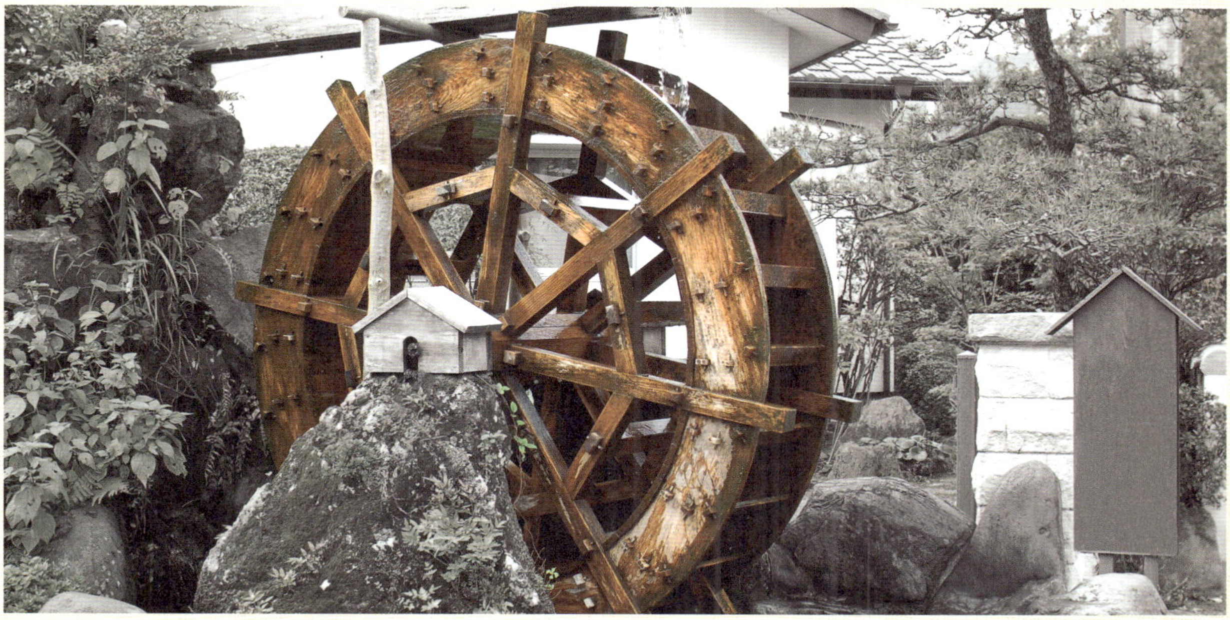

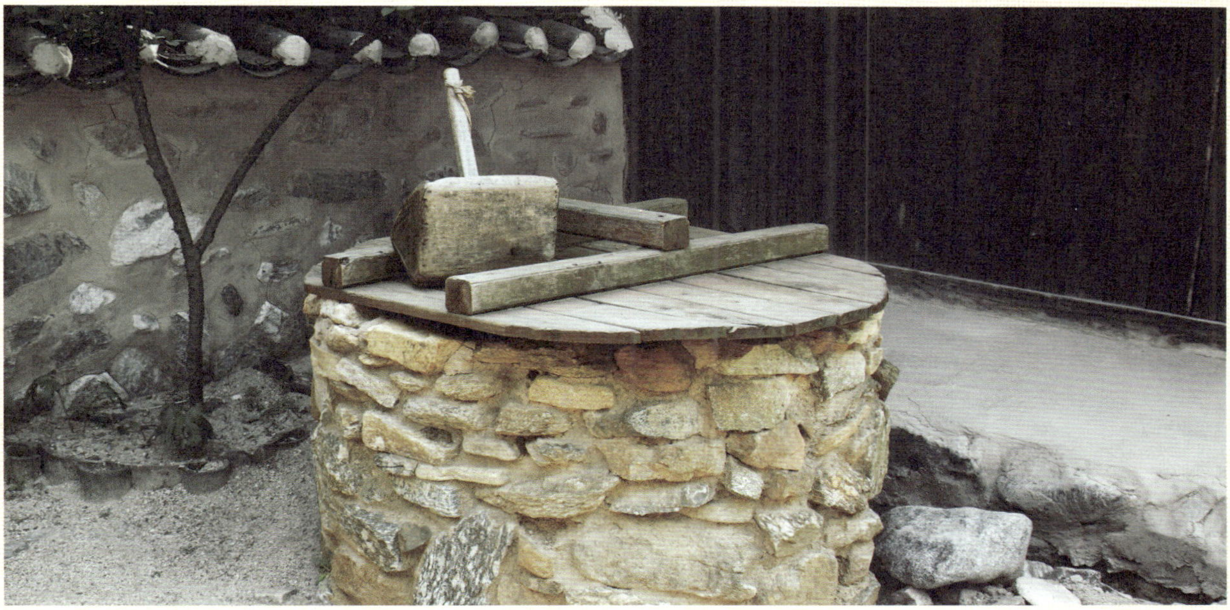

2 먹는 물을 얻을 수 없는 것은 무엇일까요?

4 집 안에 둘 수 있는 것은 무엇일까요?

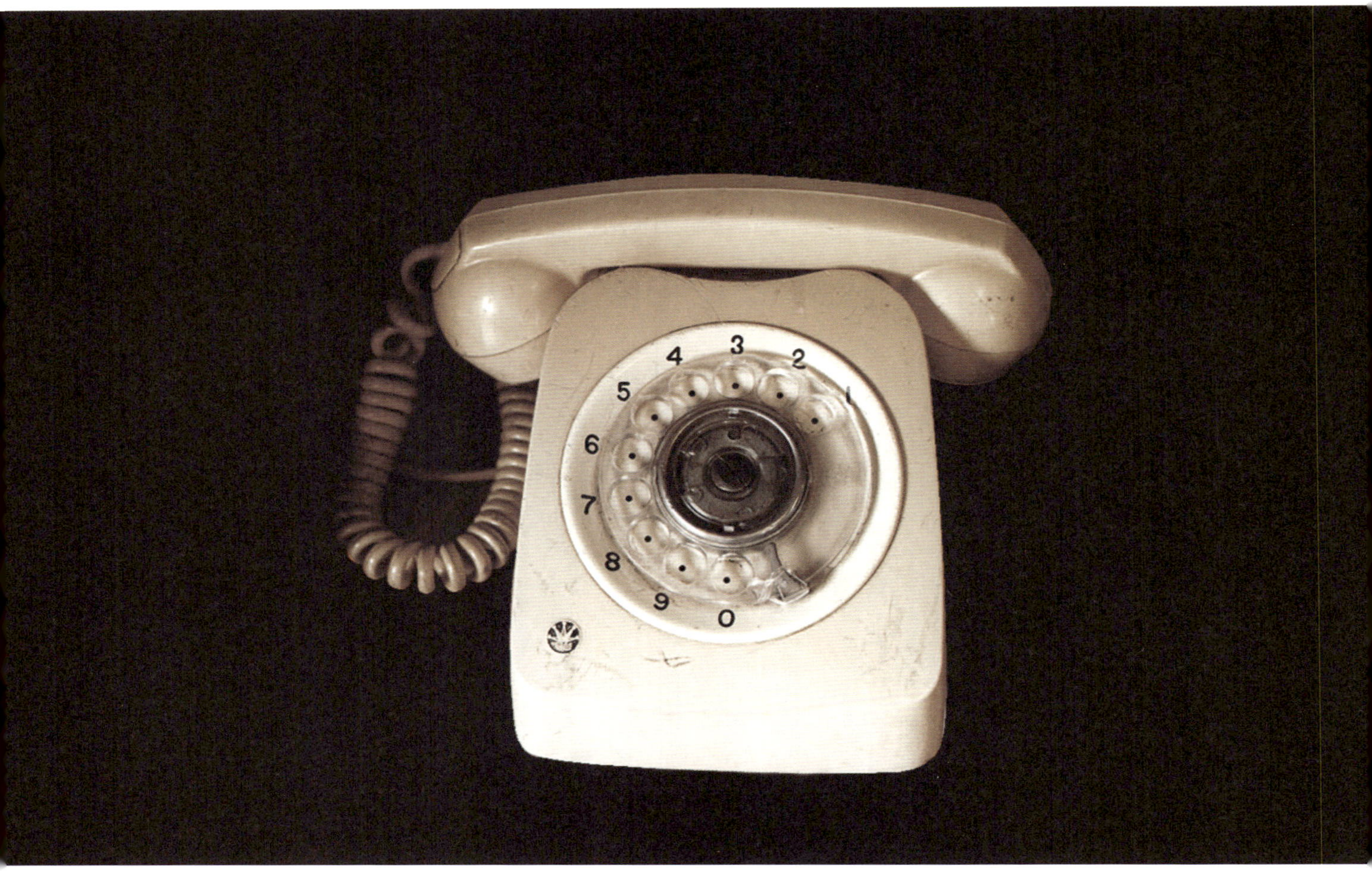

이야기해 보세요

- 무슨 물건인지 아시겠어요?

  사람들과 연락을 할 때 사용하는 물건은 무엇일까요?

- 사진 속의 다이알식 전화기로 전화를 걸어보신 적이 있으시죠?

- 어린 시절에 집에서 사용하던 전화기를 기억하세요?

  기억하신다면, 어떤 모양의 전화기였는지 말씀해 보세요.

  기억이 안 나신다면, 요즘 집에서 사용하는 전화기의 모양을 말씀해 보세요.

- 전화를 연결해주던 전화교환원을 기억하세요?

  교환원은 어떤 역할을 했었나요?

- 사진을 보고 떠오르는 생각을 자유롭게 말씀해 보세요.

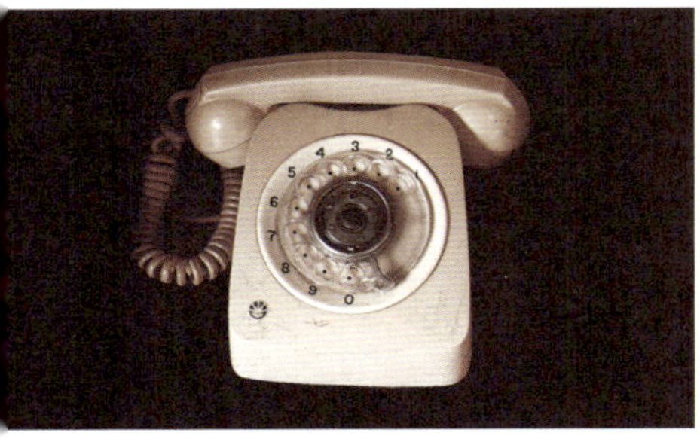

한번 해보세요

- 종이로 전화기의 다이얼을 만들어 보세요.
  가위로 종이를 동그랗게 자른 후, 1부터 9까지의 숫자를 적어보세요.
- 어르신께서 만드신 전화기의 다이얼을 손가락으로 빙글빙글 돌려 마치 전화를 거는 것 처럼 해보세요.
- 집에 있는 전화기를 이용해 주변 사람에게 전화해 보세요.
- 요즘 사람들이 많이 사용하는 핸드폰을 이용해서 주변 사람에게 전화해 보세요.

어르신께서 알고 있어야 하는 전화번호를
모두 적고 외워보세요.

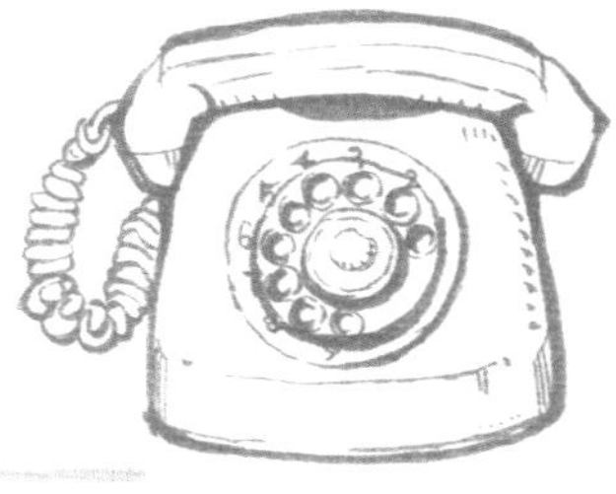

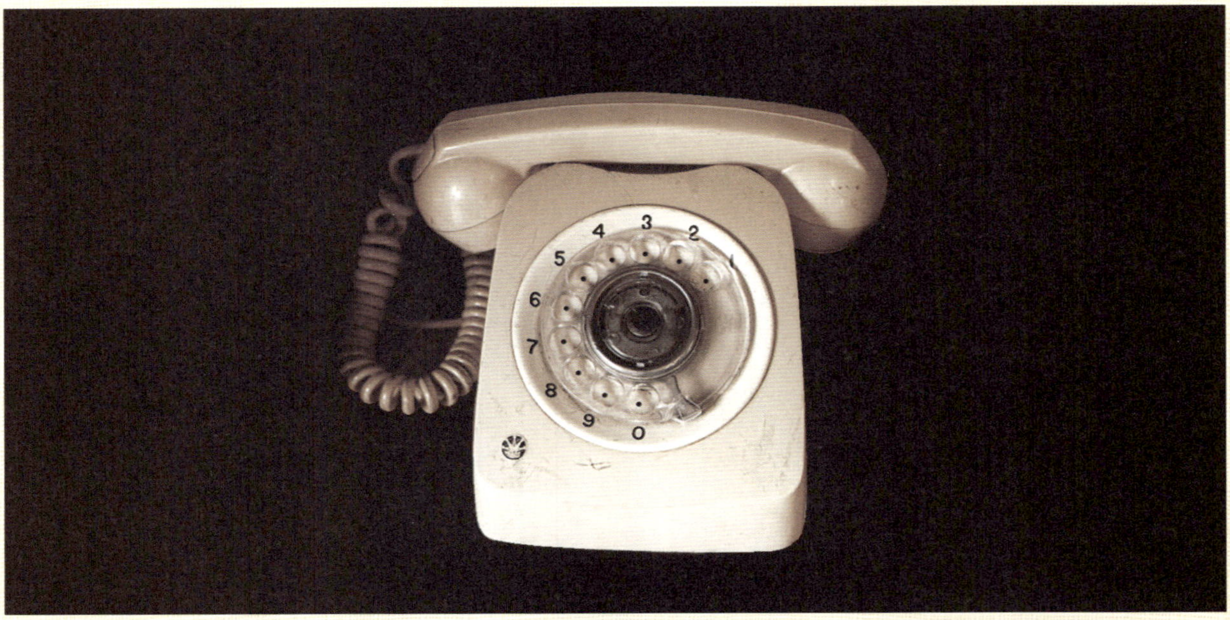

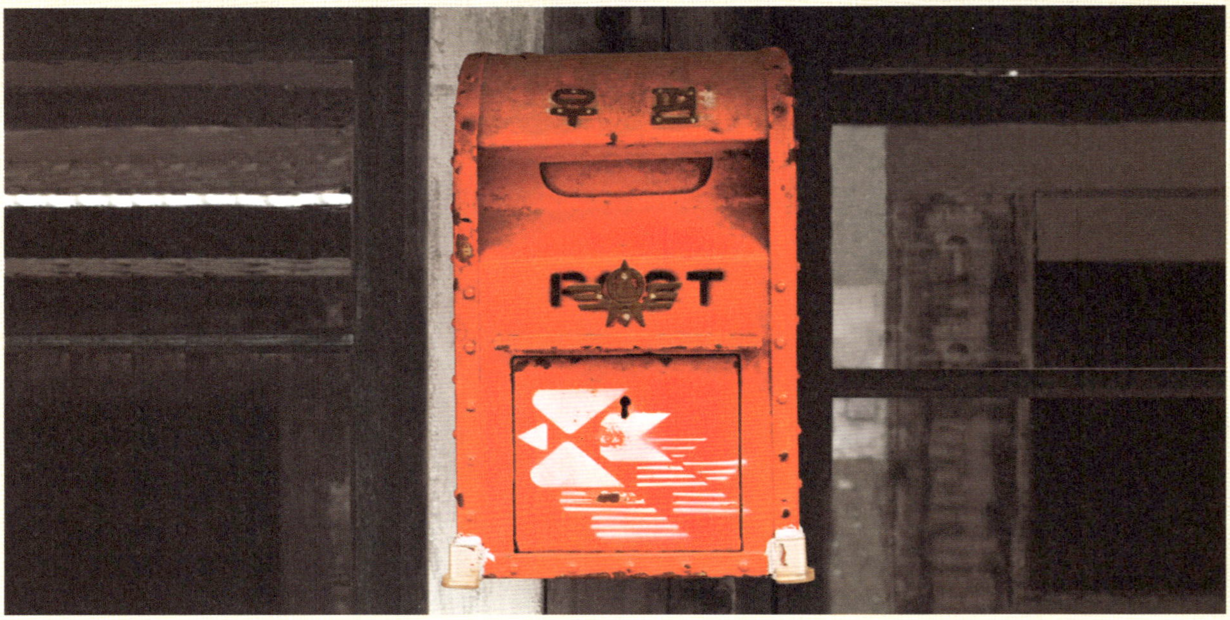

1 무슨 물건인지 아시겠어요?
물건의 이름을 한번 말씀해 보세요.

3 집 밖에서만 볼 수 있는 물건을 모두 골라보세요.

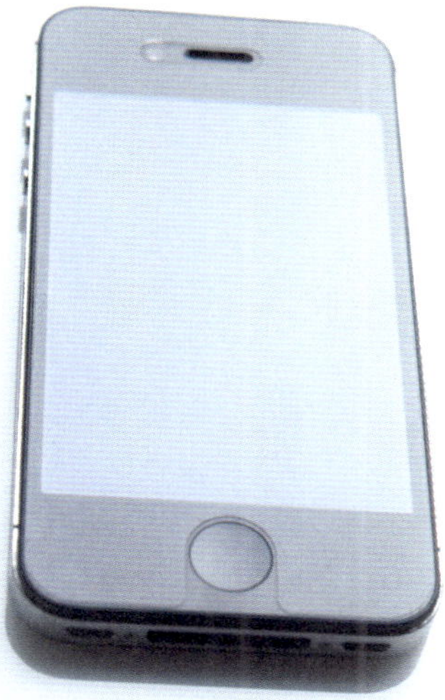

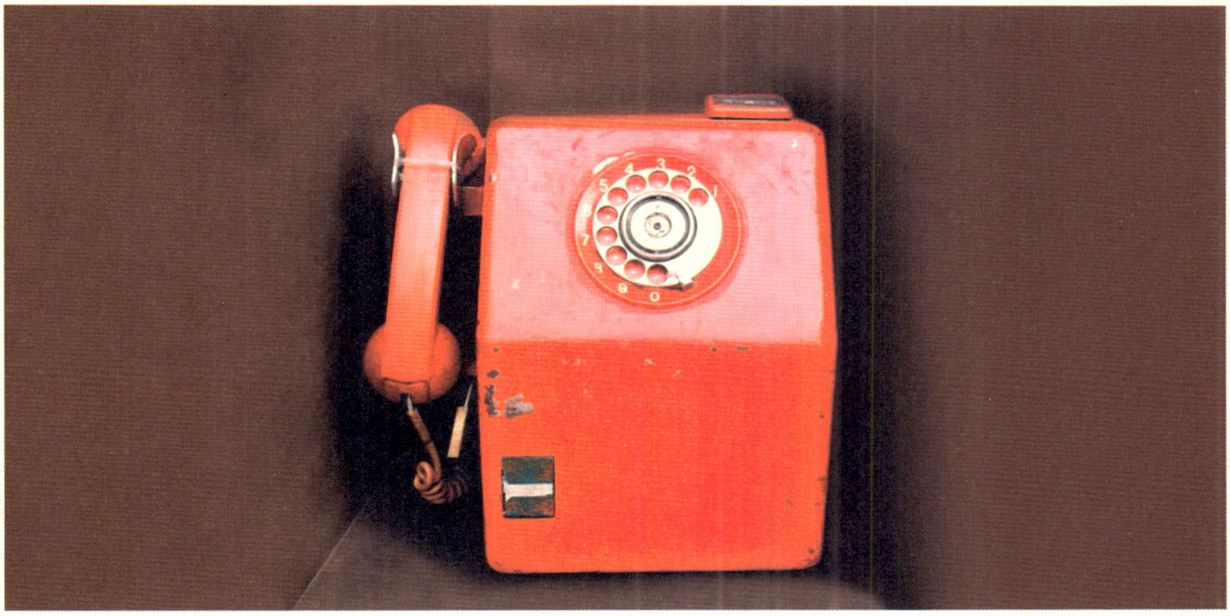

2 사용하는 방법이 가장 다른 것을 한 가지만 골라보세요.

4 가장 최근에 나온 전화기는 무엇일까요?

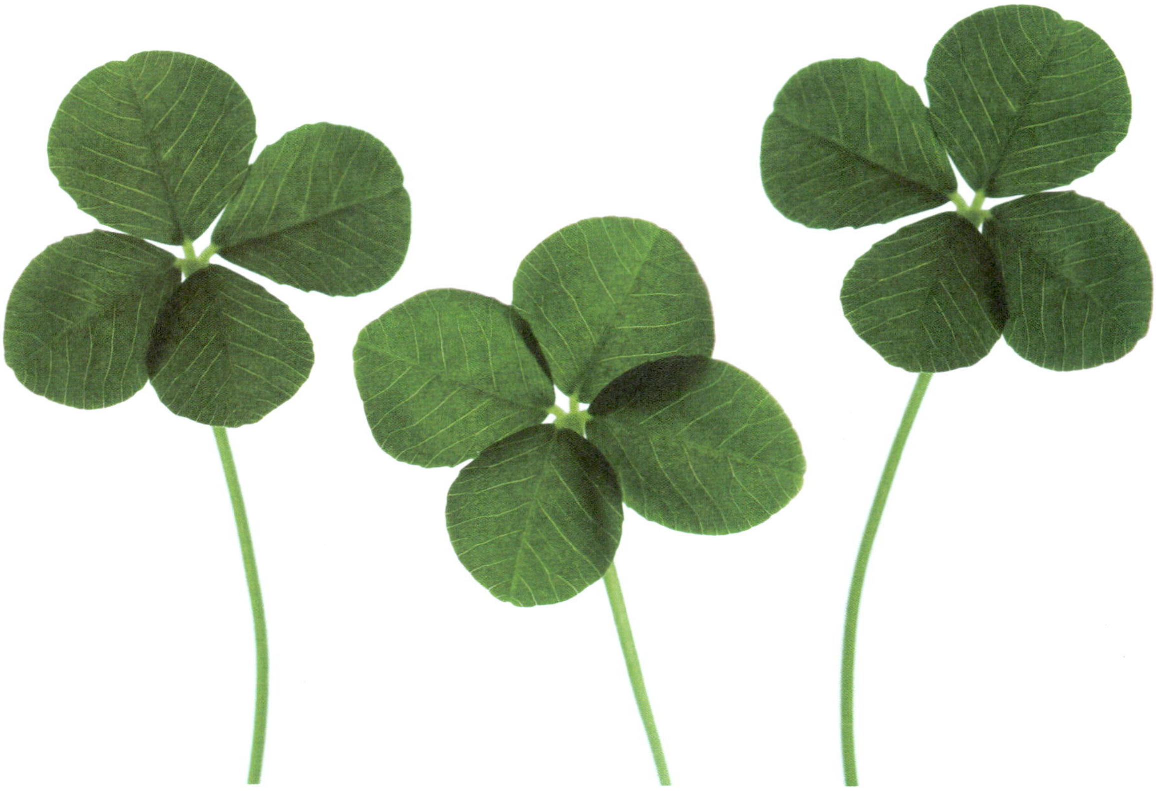

이야기해 보세요

- 무슨 식물인지 아시겠어요?

  행운을 가져다 주는 식물로, 잎이 네 개인 풀은 무엇일까요?

- 네잎 클로버를 본 적이 있으세요?
- 네잎 클로버를 찾기 위해 잔디밭에서 오랜 시간을 보낸 적이 있으세요?
- 오랫동안 네잎 클로버를 간직하기 위해 책 사이에 꽂아둔 적은 있으세요?
- 친구에게 네잎 클로버를 선물하거나, 선물 받아 본 적이 있으세요?
- 세잎 클로버에 이파리 한 장을 더 붙여서 네잎 클로버를 만들어 보신 적은 없으세요?
- 사진을 보고 떠오르는 생각을 자유롭게 말씀해 보세요.

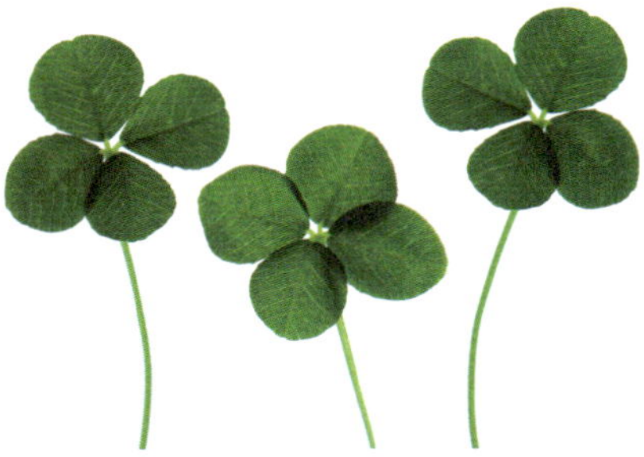

한번 해보세요

- 네잎 클로버를 만들어 보세요. 세잎 클로버에 이파리 한 장을 붙여서 네잎 클로버로 만들어 보세요.
- 집에 있는 화분에는 어떤 종류의 녹색 풀들이 있는지 살펴보세요.
- 집에 네잎 클로버처럼 초록색인 물건이 몇 개나 있는지 찾아보세요.
- 주말에는 공원의 잔디밭에서 네잎 클로버를 찾아보세요. 네잎 클로버가 없다면, 잔디밭에는 어떤 풀들이 자라고 있는지 살펴보세요.

세잎 클로버로 멋진 작품을 만들어보세요.
클로버를 종이에 붙인 후 색연필로 예쁘게 꾸며보세요.

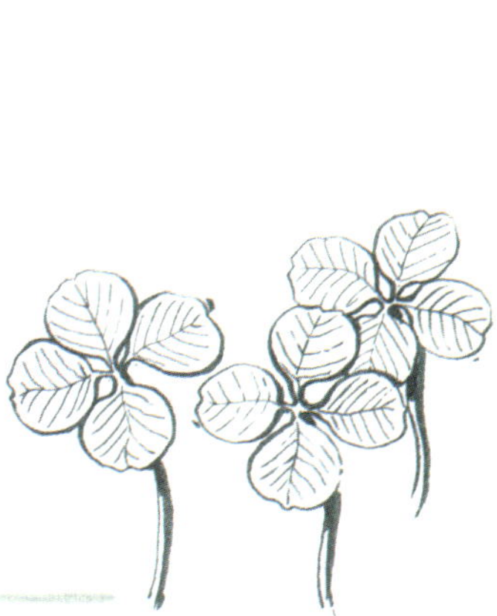

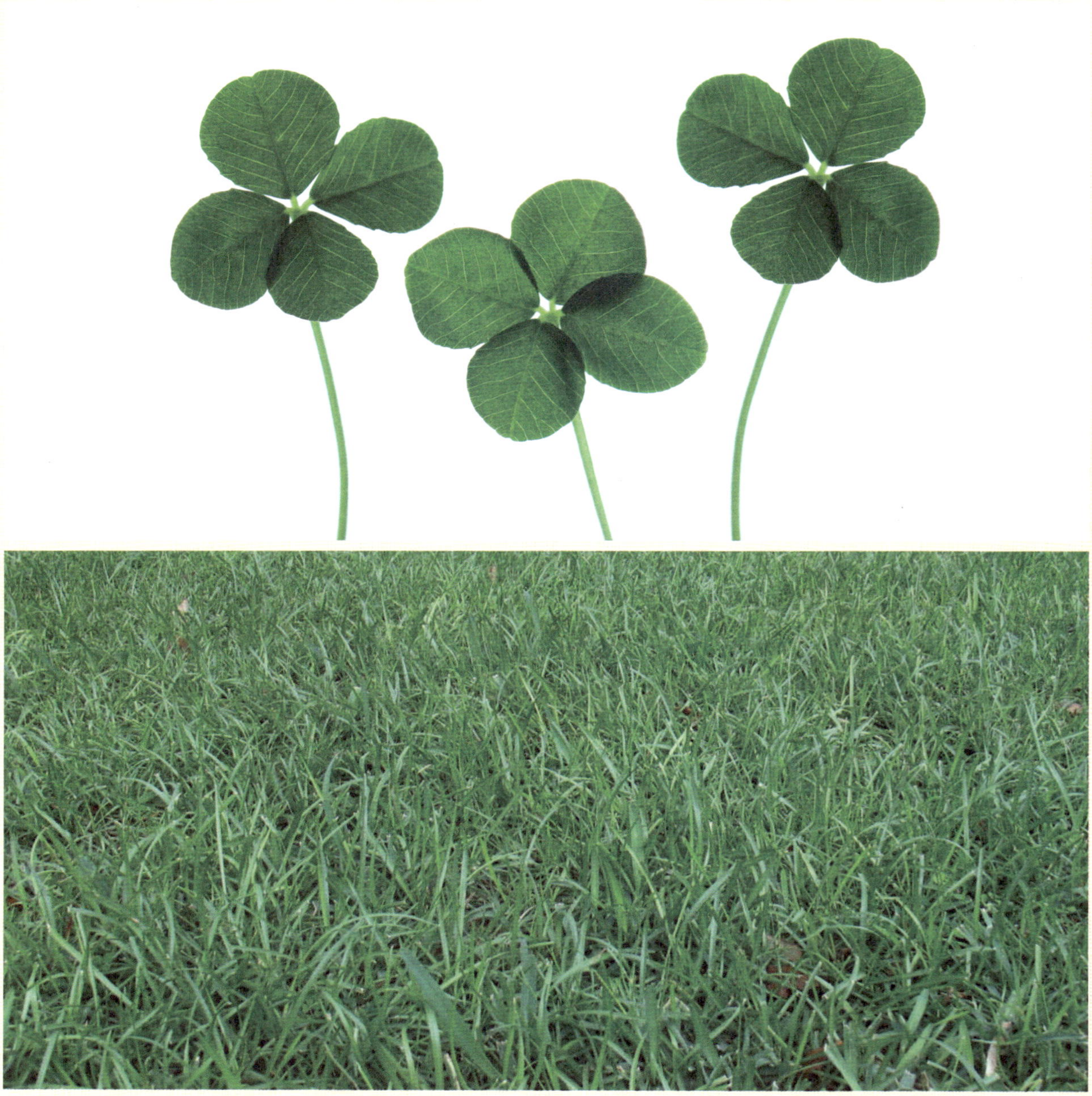

1 무슨 풀인지 아시겠어요?
이름을 한번 말씀해 보세요.

3 풀 잎의 모양이 어떻게 다른지 비교해 보세요.

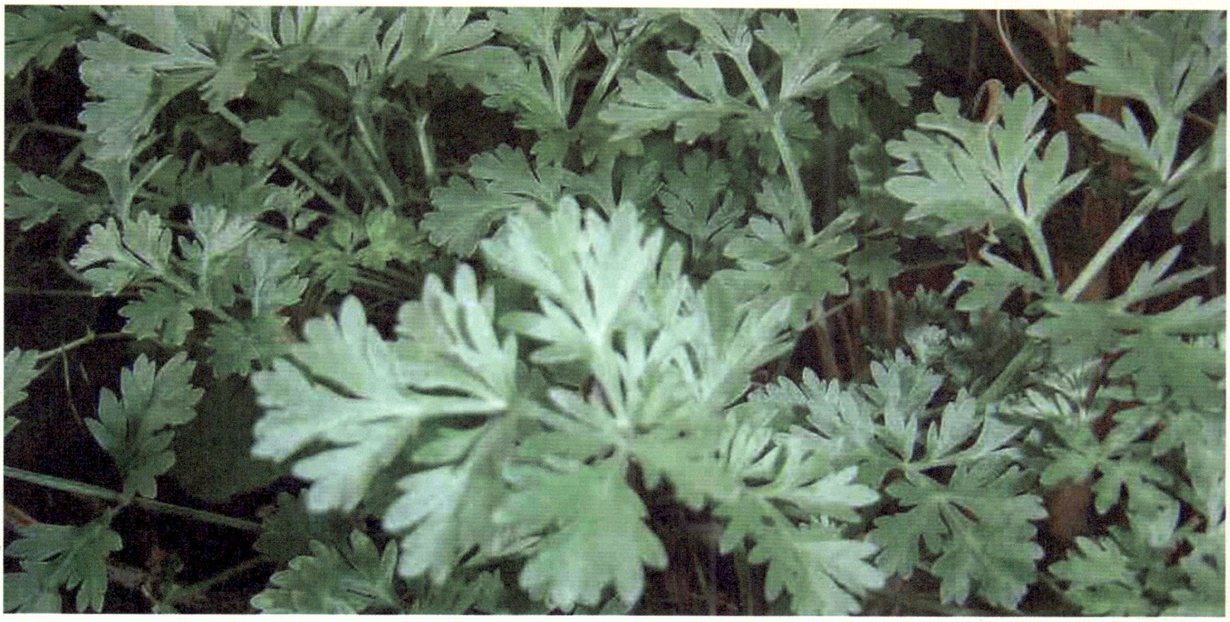

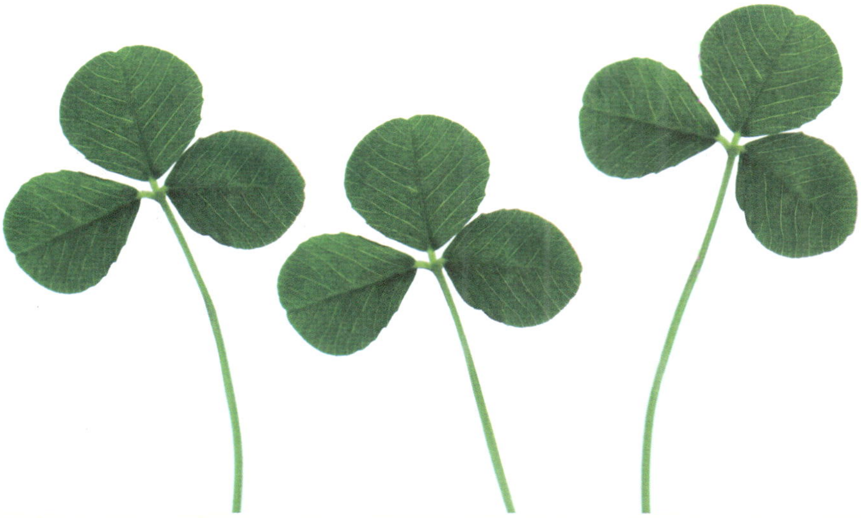

2 행운을 의미하는 풀을 골라보세요.

4 봄에 즐겨 먹는 풀은 무엇일까요?

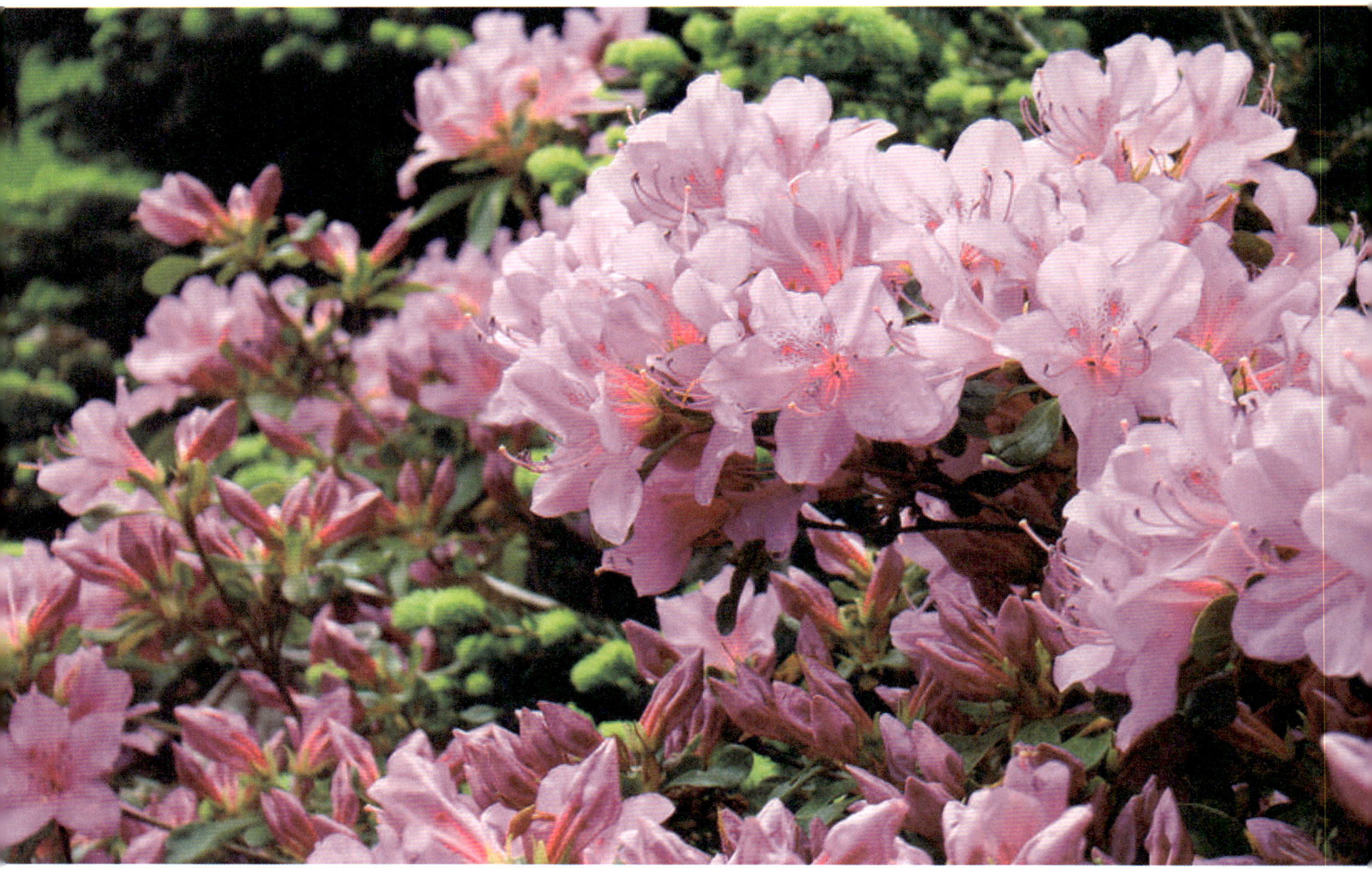

이야기해 보세요

- 무슨 꽃인지 아시겠어요?
  - 봄에 많이 피는 분홍색 꽃으로 이름이 '진'으로 시작하는 꽃은 무엇이지요?
- 거리를 붉게 물들이는 진달래를 본 적이 있으시죠?
- 진달래꽃을 좋아하셨나요?
  - 좋아하셨다면, 진달래의 어떤 점을 좋아했었는지 말씀해 보세요.
  - 좋아하지 않으셨다면, 어떤 꽃을 가장 좋아했었는지 말씀해 보세요.
- 어르신께서 살던 동네에는 주로 어디에 진달래꽃이 피어 있었나요?
- 진달래꽃으로 만든 화전을 드셔본 적이 있으세요?
- 사진을 보고 떠오르는 생각을 자유롭게 말씀해 보세요.

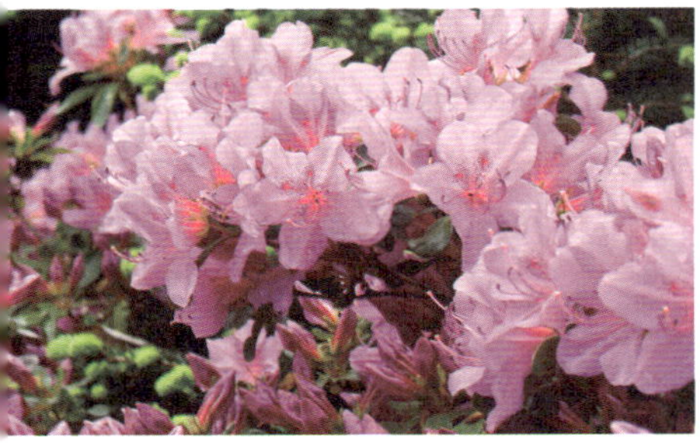

한번 해보세요

- 진달래 꽃을 책 사이에 끼워 누름 꽃을 만들어 보세요.
- 진달래 꽃을 심어보세요.
  꽃이 잘 자라도록 적절한 양의 물을 뿌려주세요.
- 동네에 진달래가 많이 피어있는 장소를 찾아보세요.
- 거리에 핀 꽃의 종류를 세어보세요.
  우리 동네에는 몇 종류의 꽃이 자라고 있는지 살펴보세요.
- 거리에 핀 꽃의 냄새를 맡아보세요.
  꽃의 냄새가 서로 같은지, 다른지 비교해 보세요.

진달래 꽃잎으로 멋진 작품을 만들어보세요.
진달래를 종이에 붙인 후 색연필로 예쁘게 꾸며보세요.

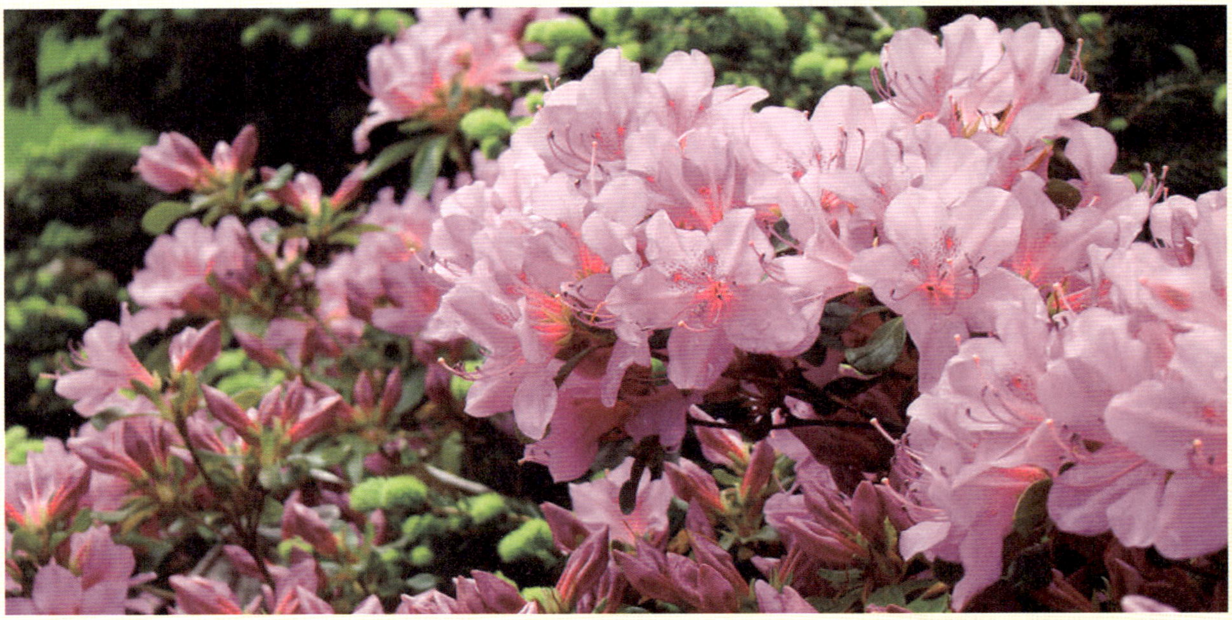

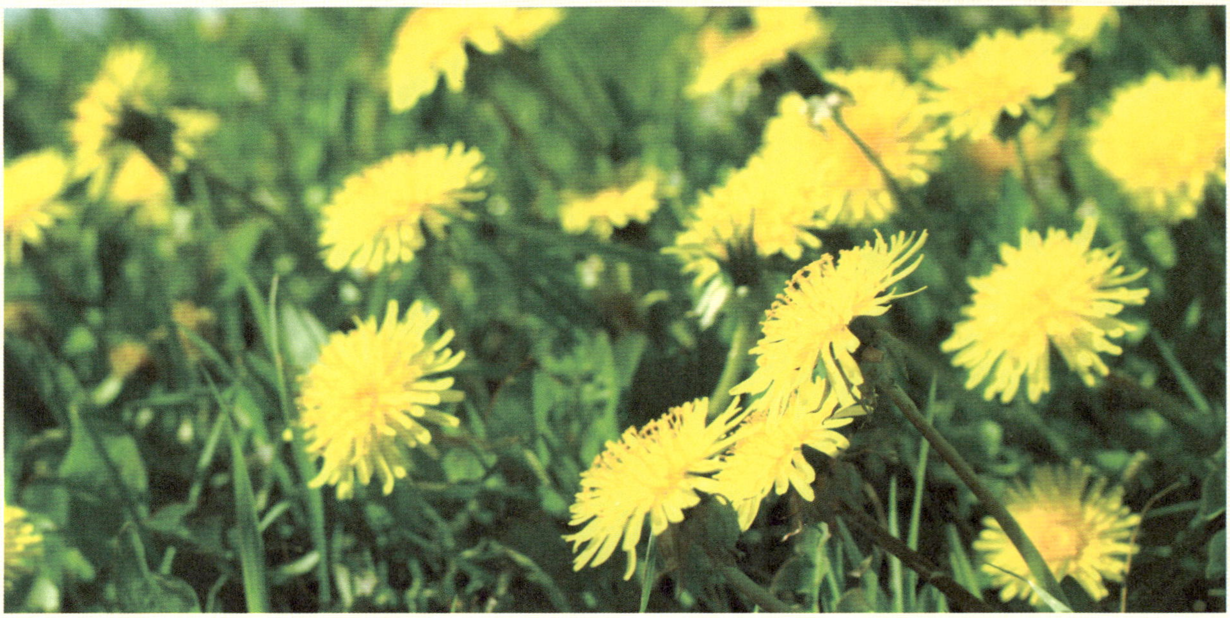

1 무슨 꽃인지 아시겠어요?
꽃의 이름을 한번 말씀해 보세요.

3 각각의 꽃잎이 어떻게 다른지 비교해 보세요.

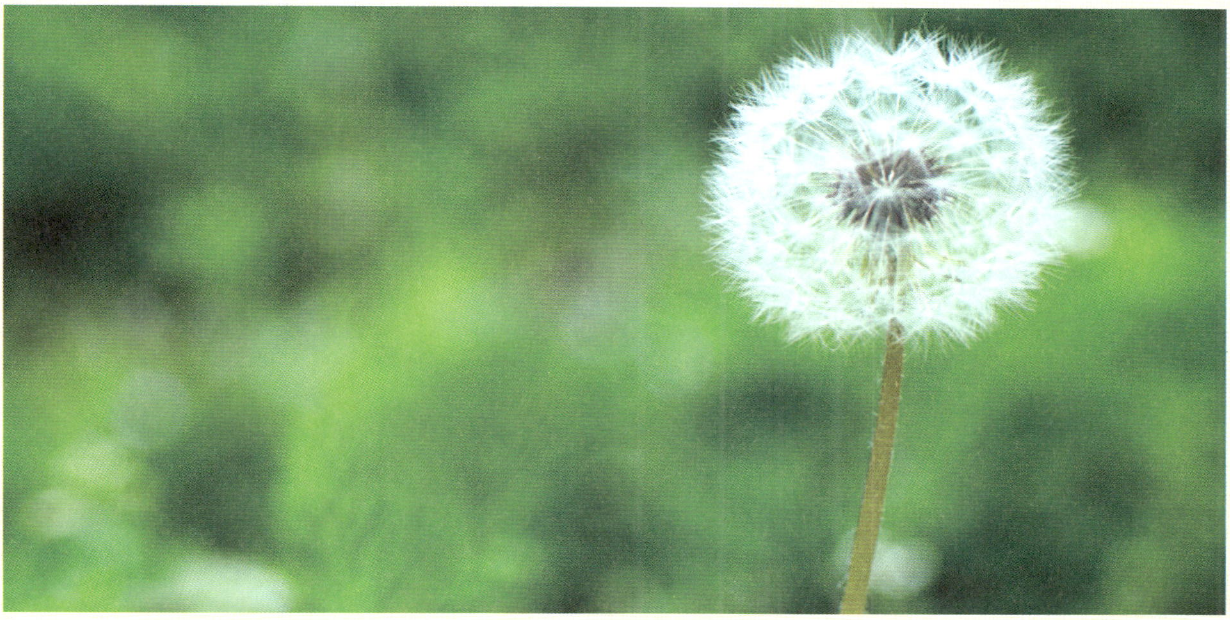

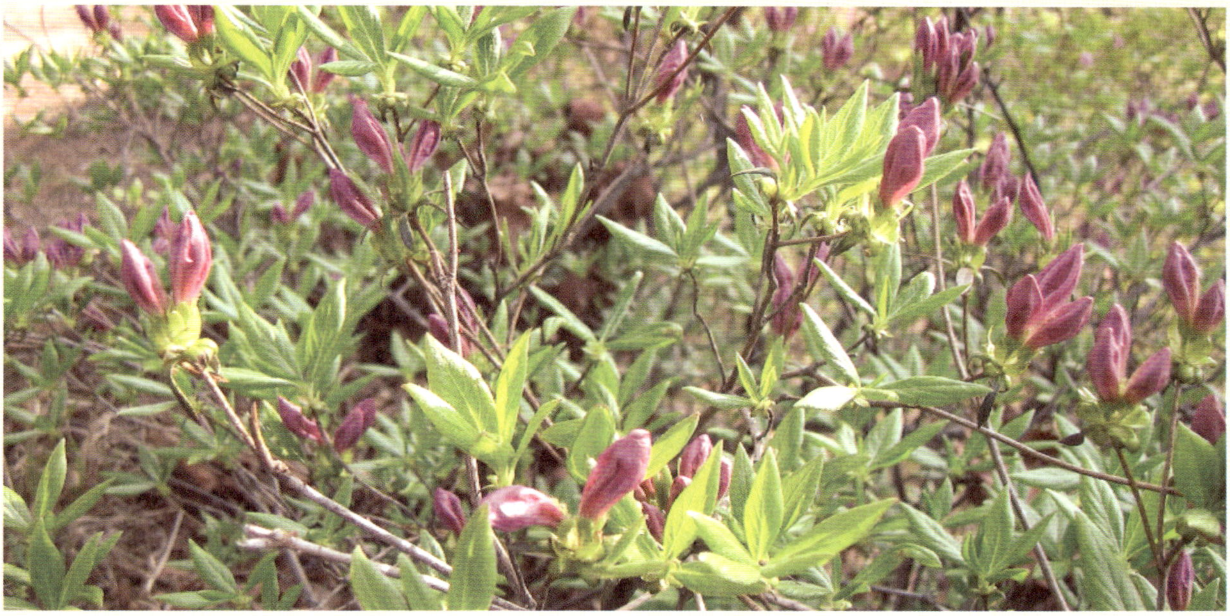

2 같은 종류의 꽃끼리 골라보세요.

4 바람에 가장 잘 날아가는 꽃은 무엇일까요?

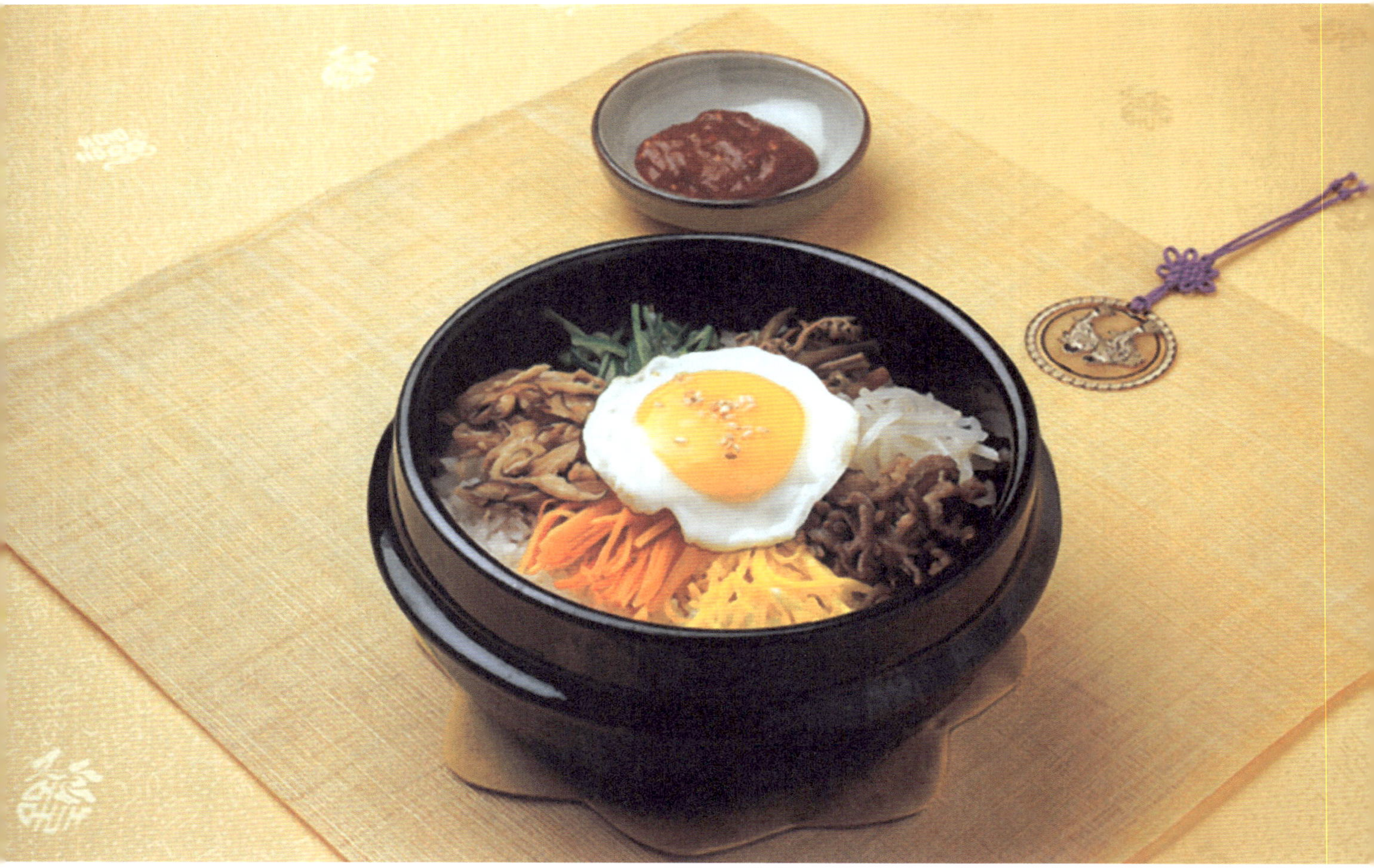

이야기해 보세요

- 무슨 음식인지 아시겠어요?

  🔍 나물이나 고기, 참기름과 고추장을 넣고 비벼 먹는 음식은 무엇일까요?

- 비빔밥을 드셔본 적이 있으시죠?

- 어린 시절 비빔밥 좋아하셨나요?

  ☞ 좋아하셨다면, 비빔밥을 맛있게 만드는 비법을 알려 주세요.

  ☞ 좋아하지 않으셨다면, 어린 시절에 가장 좋아하셨던 음식을 말씀해 보세요.

- 비빔밥은 어떤 국과 먹을 때 가장 맛이 있었나요?

- 사진을 보고 떠오르는 생각을 자유롭게 말씀해 보세요.

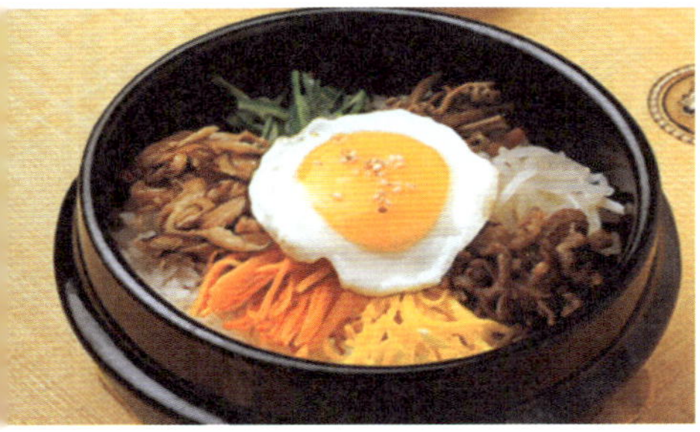

한번 해보세요

- 나물이나 고기, 참기름과 고추장을 넣고 맛있는 비빔밥을 만들어 보세요.
- 한 컵 분량의 쌀을 그릇에 담고, 비빔밥을 비비듯 젓가락이나 숟가락으로 저어보세요.
- 집에 비빔밥의 재료로 넣을 수 있을 만한 것에는 무엇이 있는지 찾아보세요.
- 주말에는 밭이나 산에 가서 봄나물을 캐보세요. 어떤 나물들이 자라고 있는지 살펴보세요.
- 가까운 음식점에 가서 비빔밥을 사 드셔보세요. 요즘은 어떤 종류의 비빔밥을 팔고 있는지 살펴보세요.

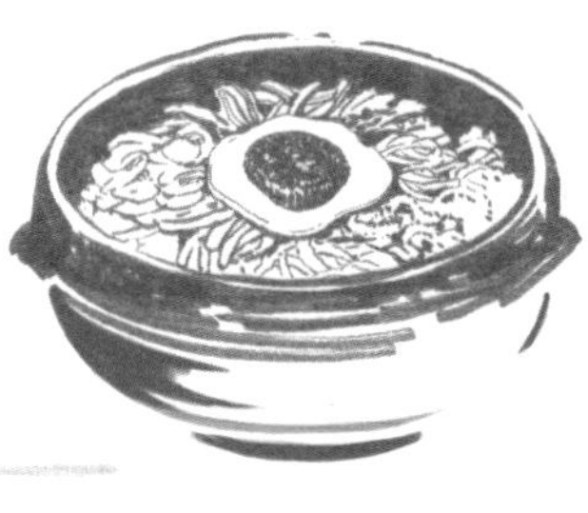

어린 시절 즐겨 먹던 음식을 모두 적어보세요.

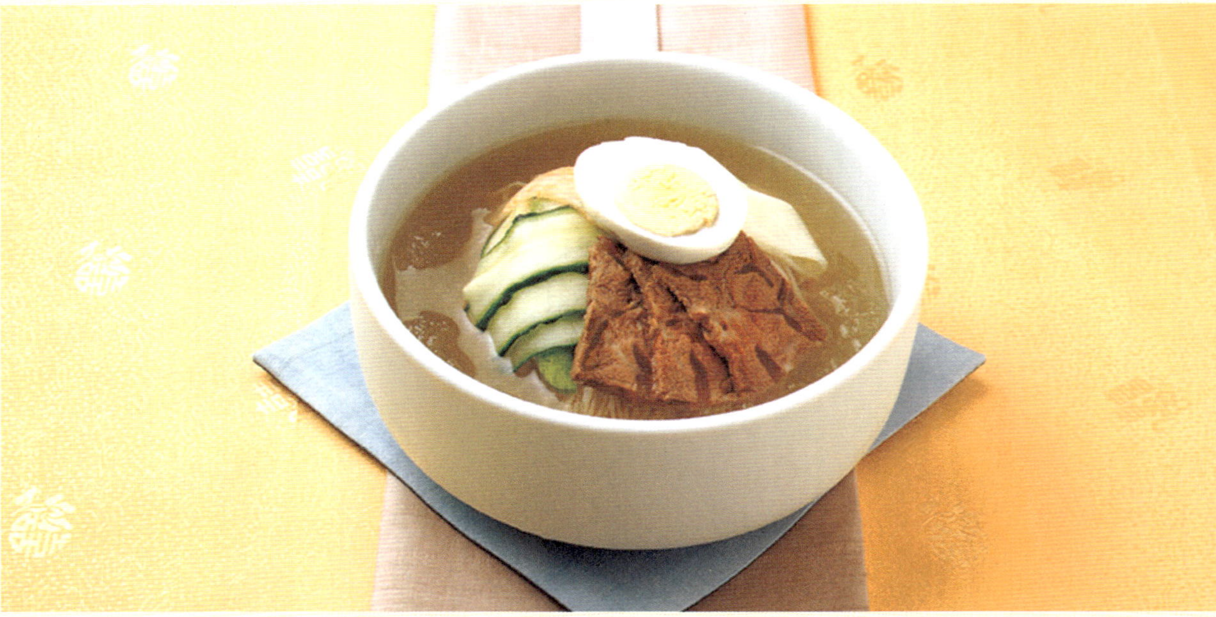

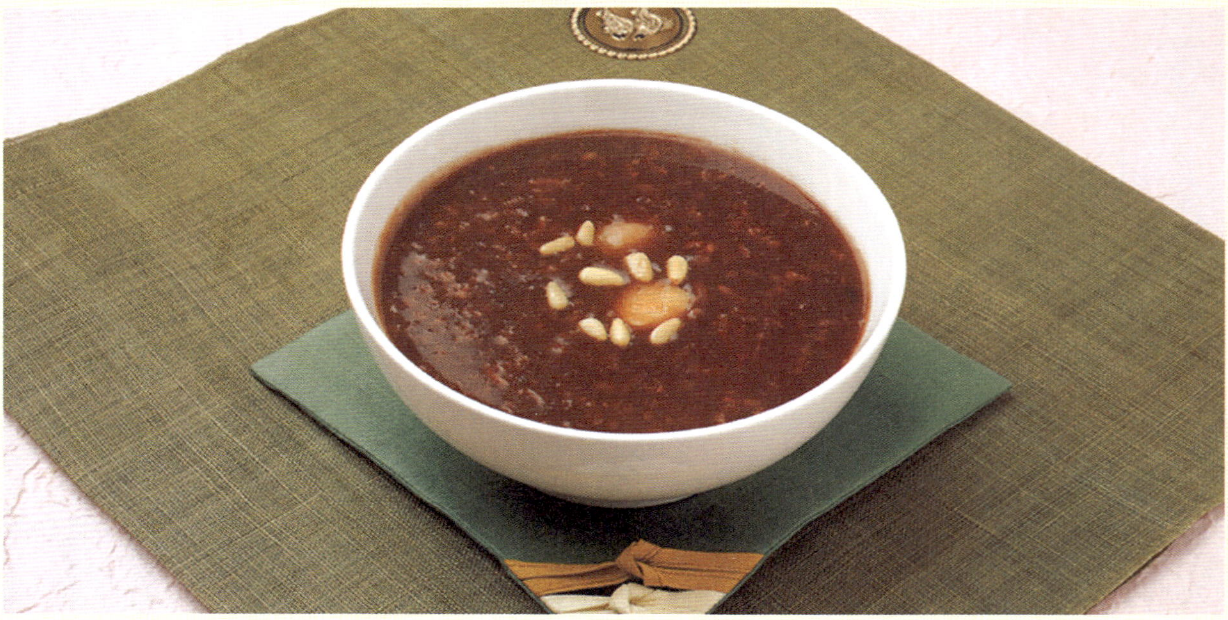

1 무슨 음식인지 아시겠어요?
음식의 이름을 한번 말씀해 보세요.

3 음식의 종류가 죽이 아닌 것을 모두 골라보세요.

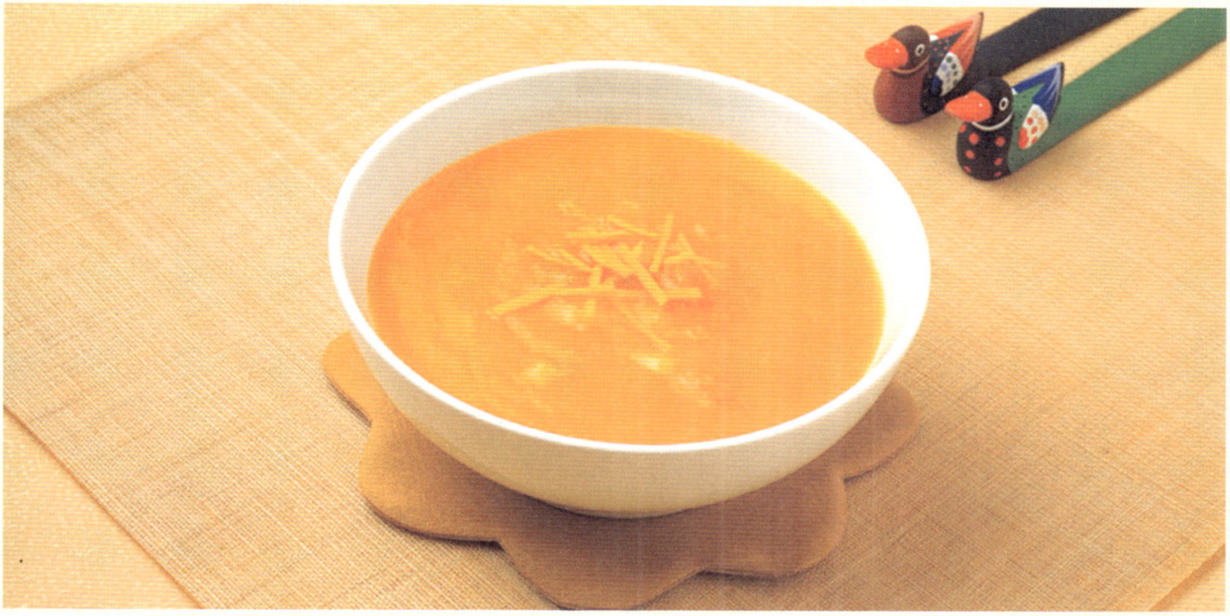

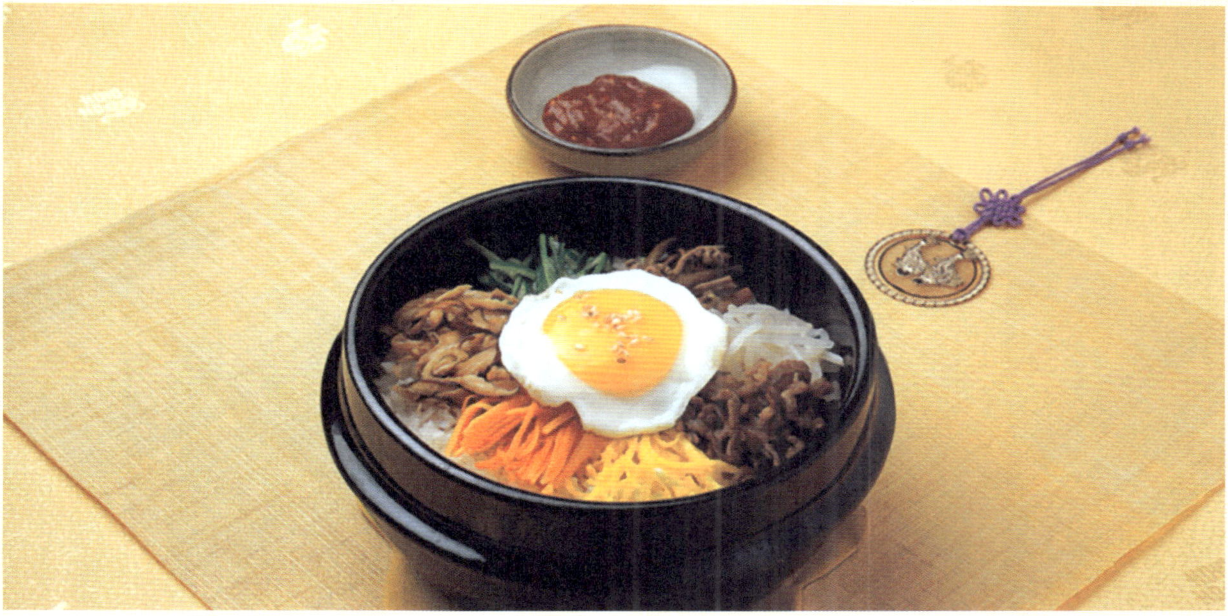

2 동짓날 먹는 음식은 무엇일까요?

4 먹었을 때 입안이 시원해지는 것을 골라보세요.

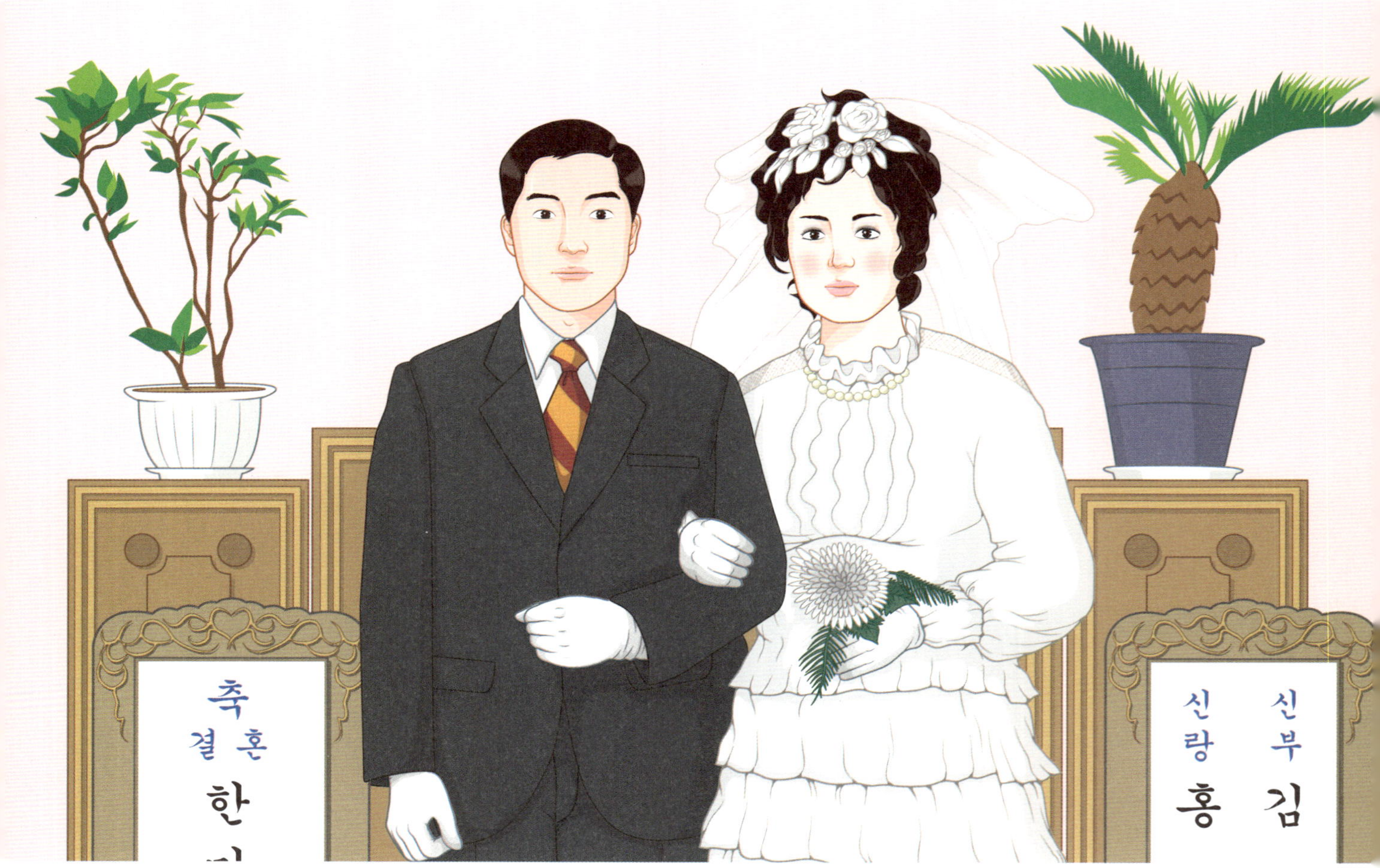

축
결혼
한
신부 김
신랑 홍

이야기해 보세요

- 사진 속의 사람들이 무엇을 하는지 아시겠어요?

  🔍 남자와 여자가 정식으로 부부가 되기 위해 올리는 식은 무엇일까요?

- 결혼식장에 가본적이 있으세요?

- 가장 기억에 남는 결혼식과 가장 최근에 가봤던 결혼식에 대해 말씀해 보세요.

- 함 팔기를 본 적이 있으세요? 어떤 풍경이었는지, 누가 참여했었는지 말씀해 보세요.

- 결혼식에 꼭 참여해야 하는 사람을 모두 말씀해 보세요.

- 사진을 보고 떠오르는 생각을 자유롭게 말씀해 보세요.

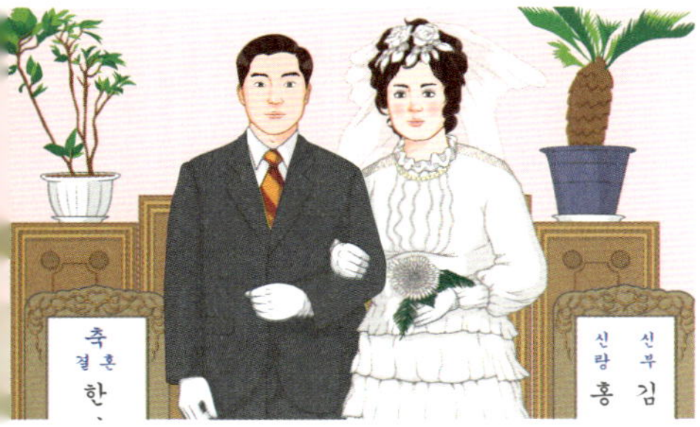

한번 해보세요

- 결혼식 사진을 찾아보세요.
  어르신께서는 어떤 모습을 하고 있는지,
  누가 참석했었는지 살펴보세요.

- 올 한 해 동안 특별히 기념하고 싶은 날이 있으면,
  달력에 동그라미 표시(O)를 해보세요.

- 신랑과 신부가 손을 잡는 것처럼, 가장 좋아하는 사람의
  손을 꼭 잡아보세요.

- 집에 다른 사람이 보낸 청첩장이 모두 몇 개가 있는지
  찾아보세요.

- 주말에는 결혼식장에 찾아가보세요.
  요즘의 결혼식은 옛날의 결혼식에 비해 얼마나
  달라졌는지 비교해 보세요.

어르신의 젊은 시절 모습을 한번 그려보세요.

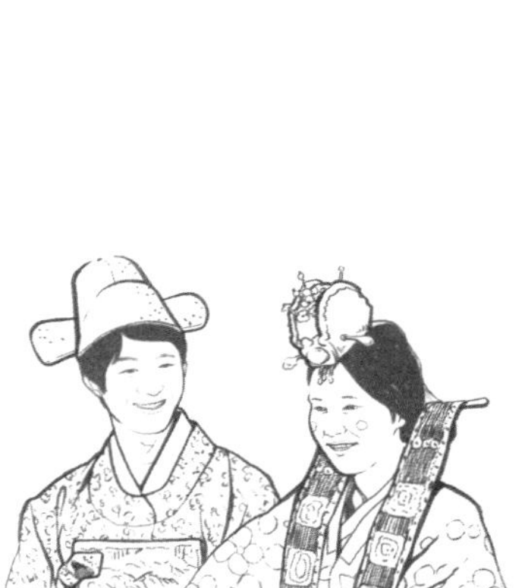

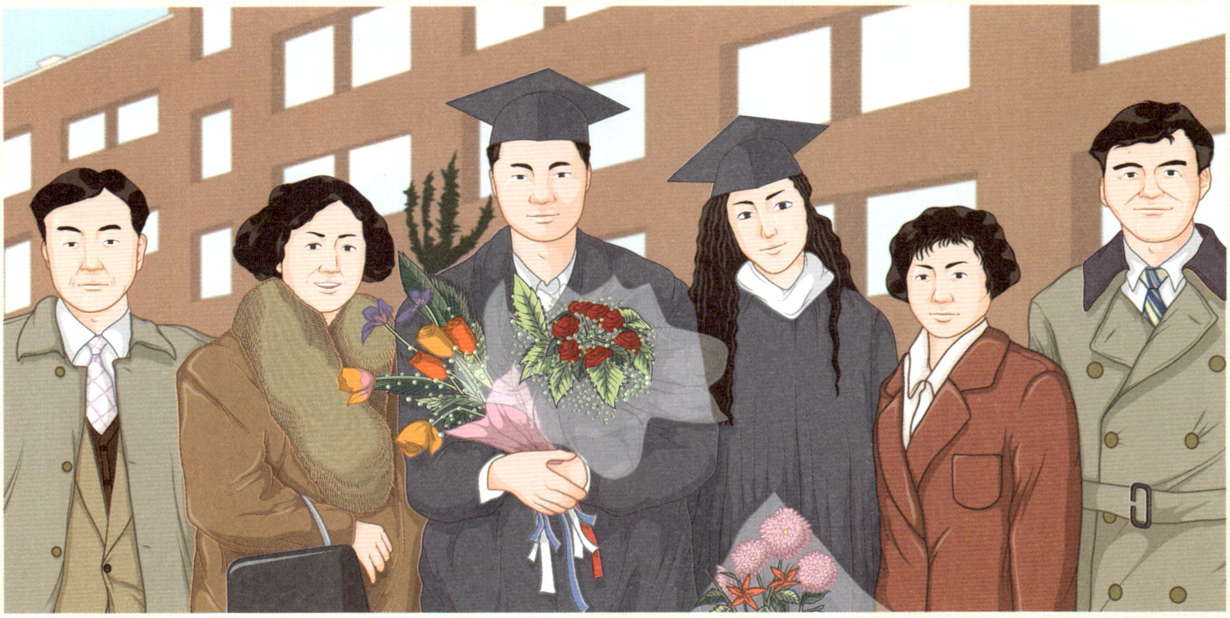

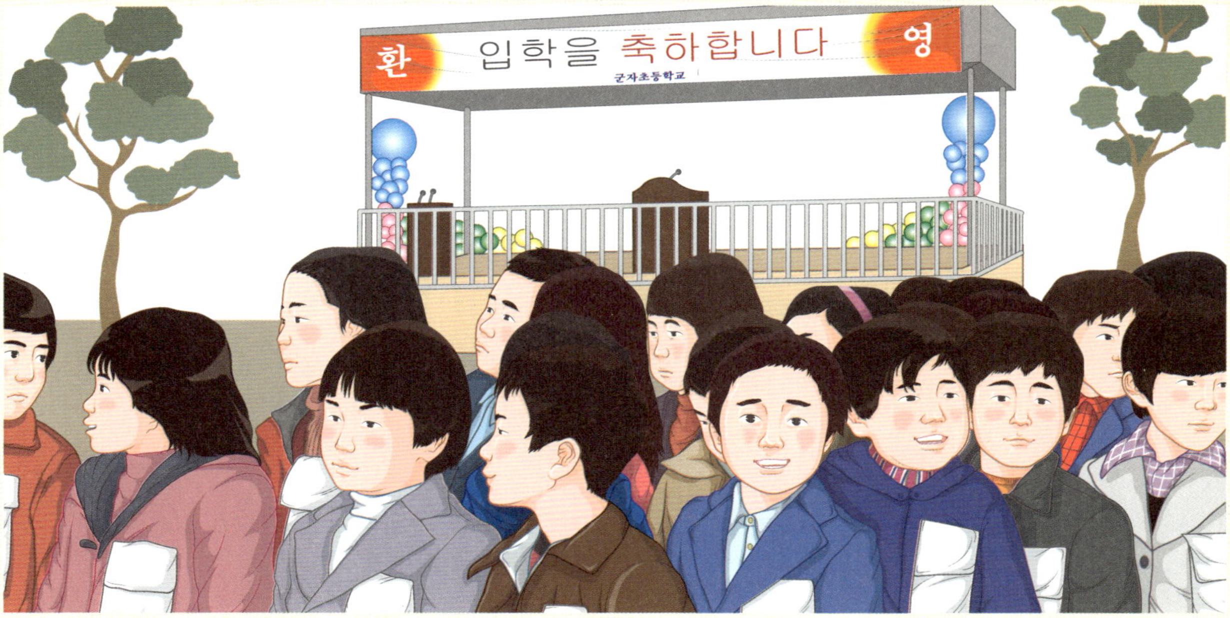

1 무엇을 기념하는 날인지 말씀해 보세요.

3 학교에서 공부를 시작하게 되는 날은 언제인가요?

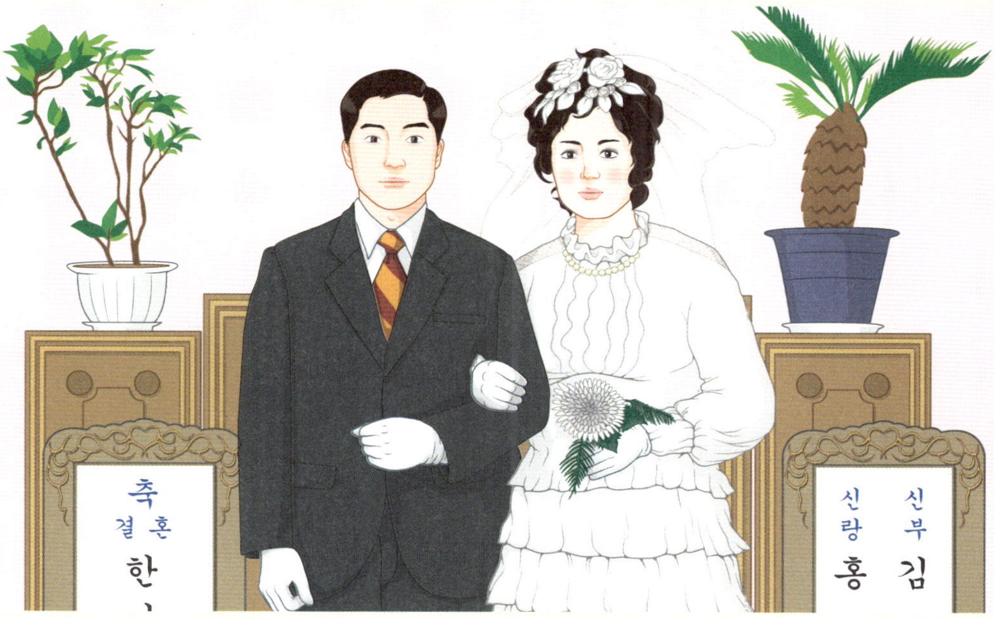

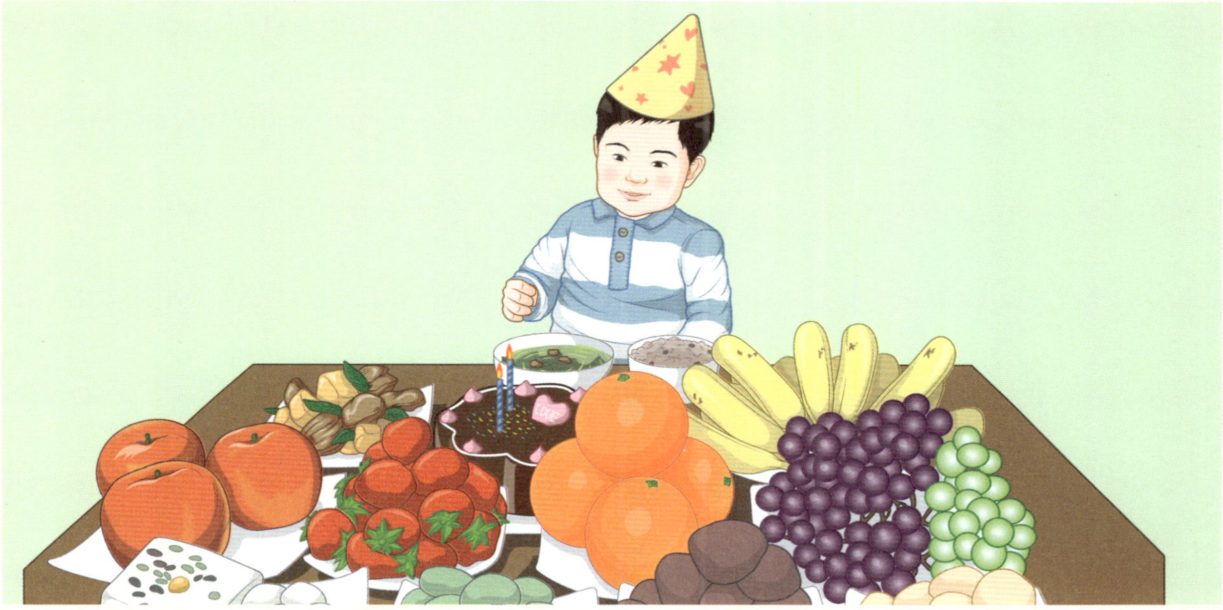

2 오랜 친구들과 헤어짐을 경험하는 날은 언제일까요?

4 남녀가 정식으로 부부관계를 맺는 날을 골라보세요.

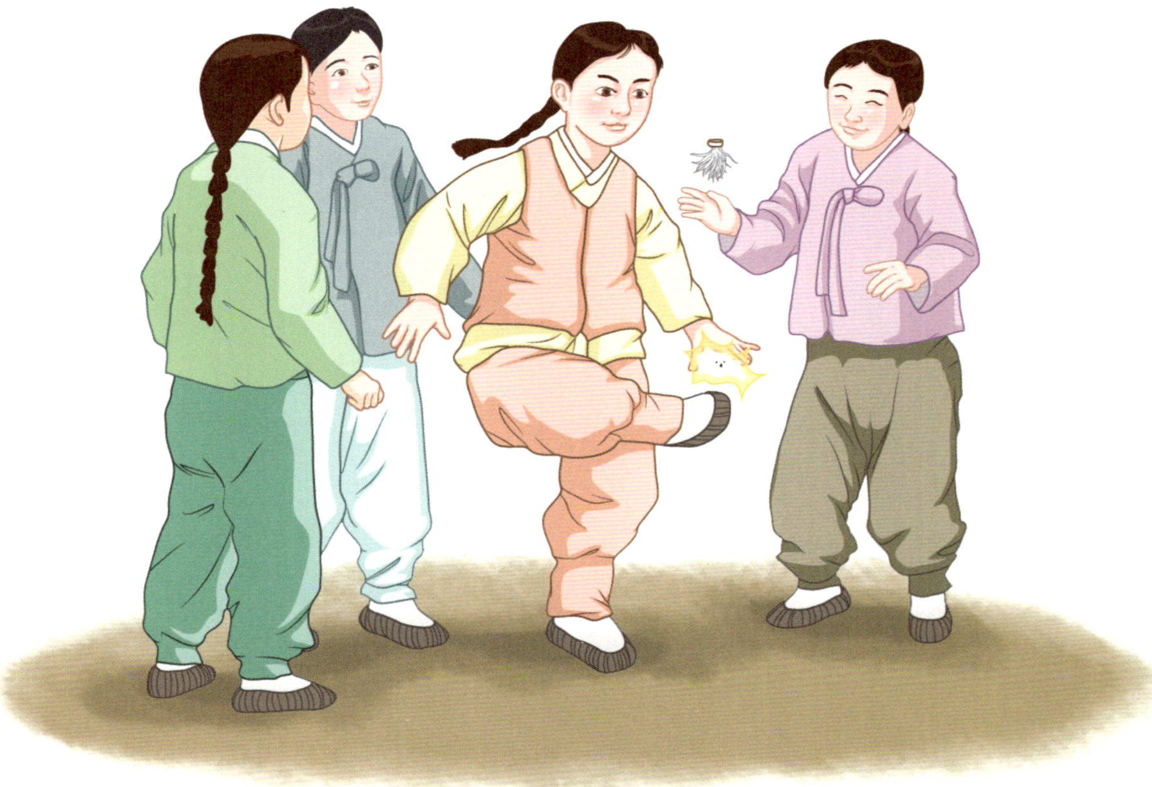

이야기해 보세요

- 아이가 무슨 놀이를 하고 있나요?

  동전을 종이에 싼 다음 술을 풍성하게 만들어 발로 차는 장난감은 무엇일까요?

- 제기차기를 해본 적이 있으세요?

- 어린 시절에 제기차기를 잘 하셨나요?

  잘 하셨다면, 제기를 연달아 차는 비법을 알려주세요.

  잘 하지 못하셨다면, 친구 중에 제기차기를 유난히 잘 하던 아이가 있었는지 말씀해 보세요.

- 제기를 만들어본 적이 있으세요? 무엇으로 만들었는지 이야기해 보세요.

- 사진을 보고 떠오르는 생각을 자유롭게 말씀해 보세요.

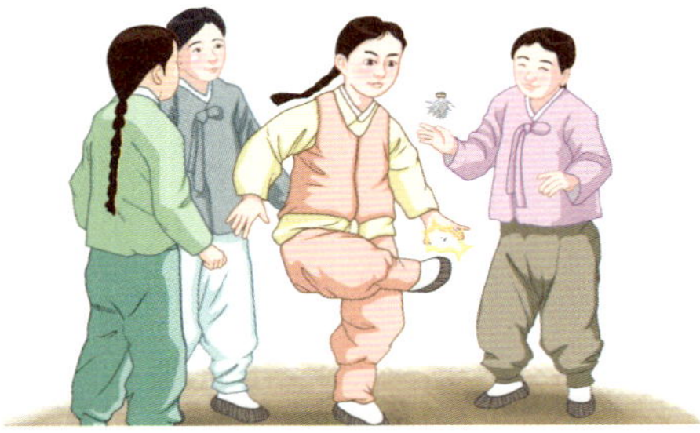

한번 해보세요

- 종이와 동전으로 제기를 만들어 보세요.
  술이 풍성한 제기가 되도록 가위로 종이를 잘게 잘라 만들어 보세요.

- 제기차기를 한번 해보세요.
  얼마나 여러 번 찰 수 있는지 세어보세요.

- 가족이나 친구와 함께 공놀이를 해보세요.
  손으로 주고 받거나, 발로 차보세요.

- 문방구에서 요즘 나오는 제기를 구경해 보세요.
  어르신이 가지고 놀던 제기와 어떻게 달라졌는지 비교해 보세요.

어린 시절 즐겨 하던 놀이를 모두 적어보세요.

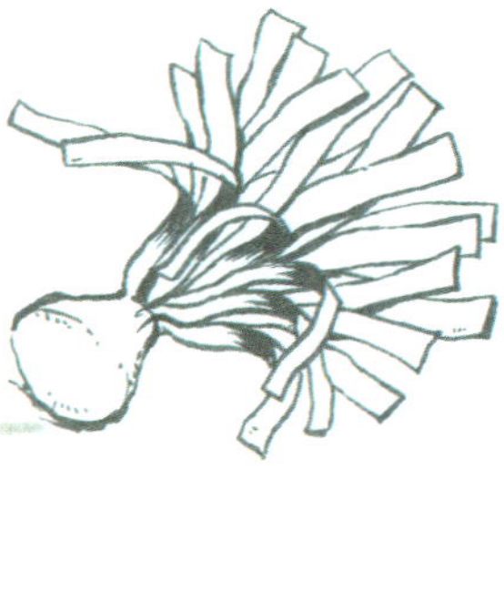

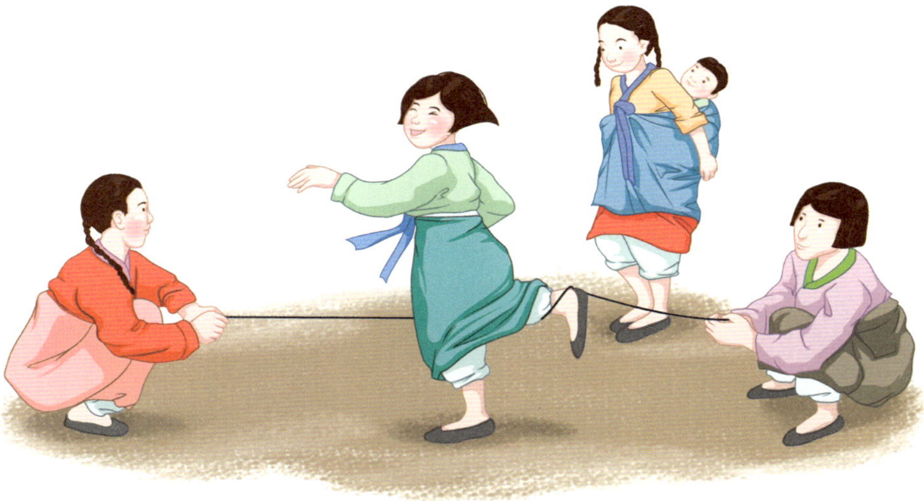

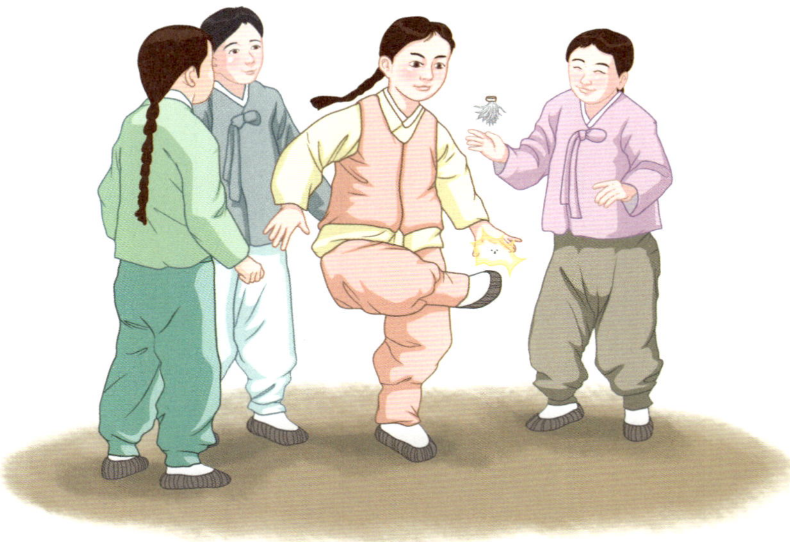

1 무슨 놀이인지 아시겠어요?

놀이의 이름을 말씀해 보세요.

3 고무줄을 사용하는 놀이는 무엇일까요?

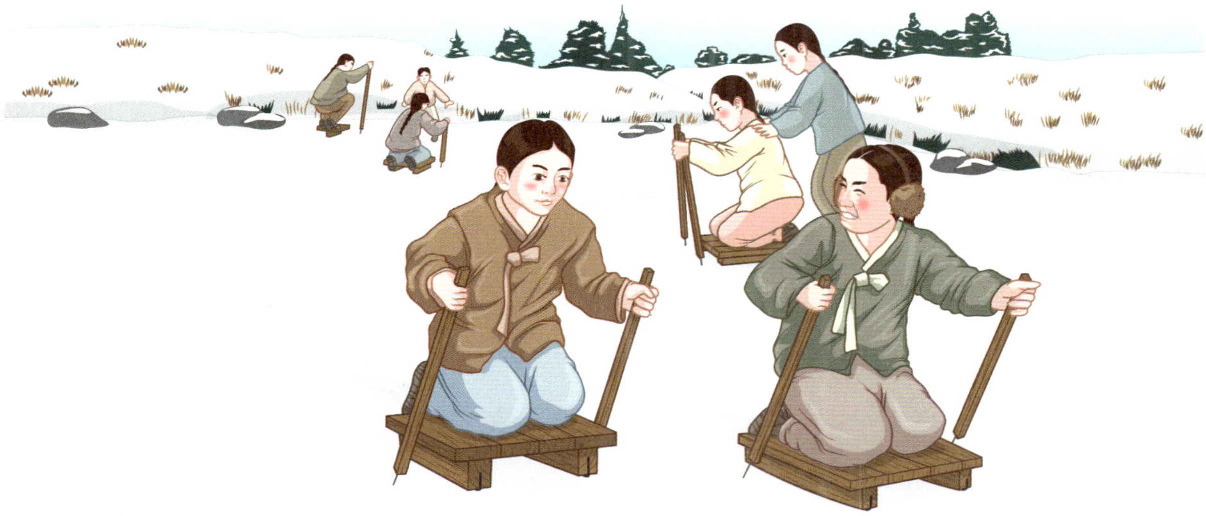

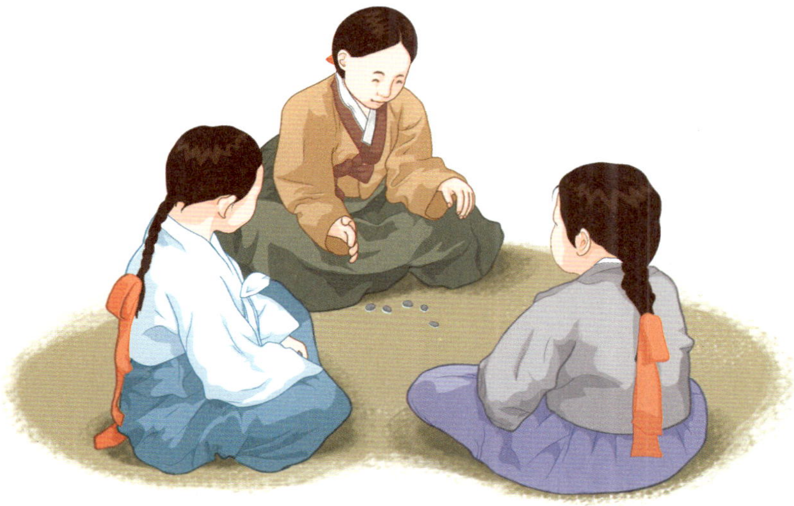

2 혼자서도 할 수 있는 놀이를 모두 골라보세요.

4 추운 겨울에만 할 수 있는 놀이를 골라보세요.

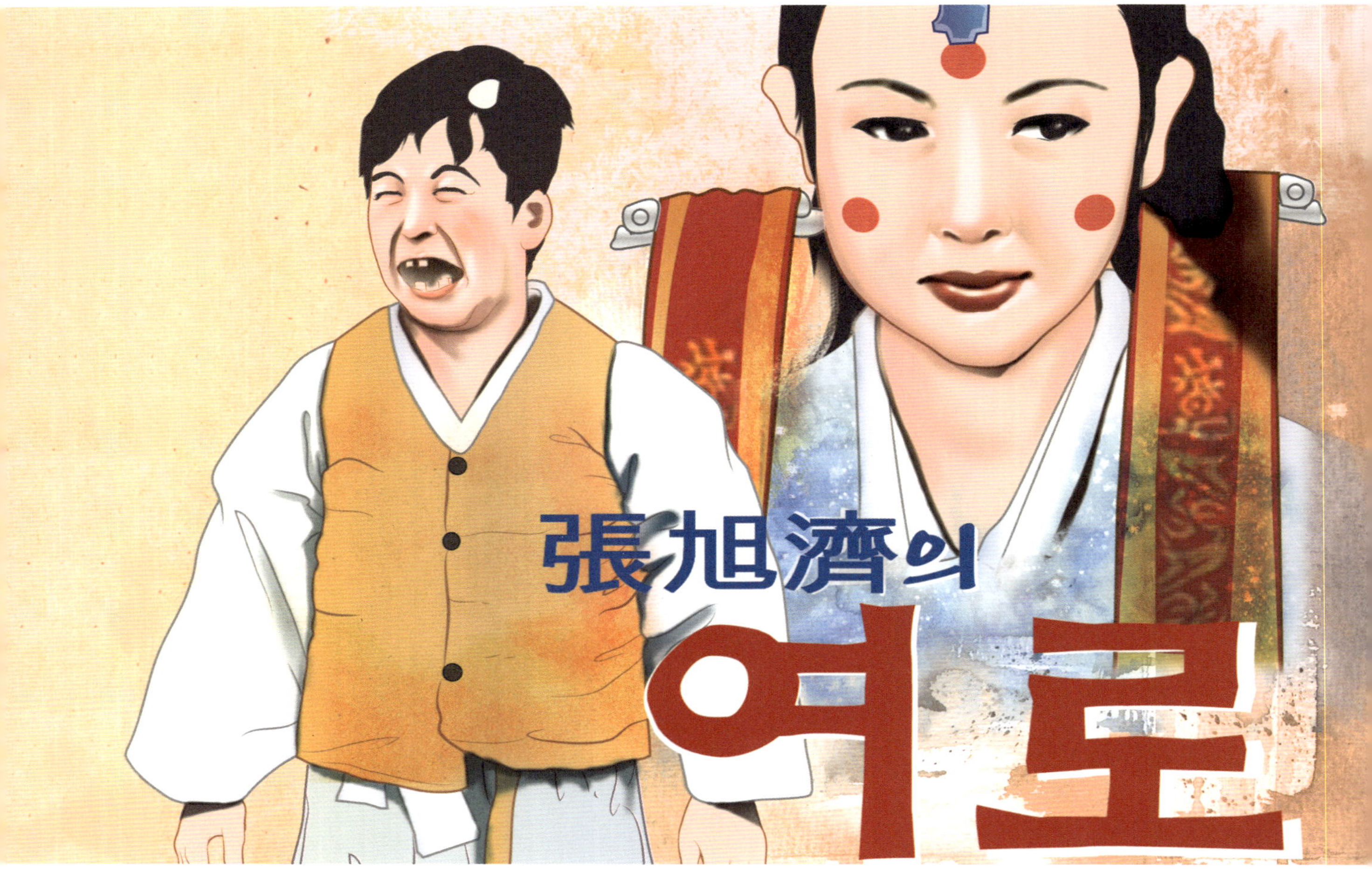
張旭濟의
여로

이야기해 보세요

- 무슨 연속극인지 아시겠어요?

  바보 영구가 주인공으로 나오는 드라마는 무엇일까요?

- 1970년 대 온 국민이 좋아한 '여로'를 본 적이 있으세요?

- '여로'의 줄거리를 기억하세요? 줄거리를 간단하게 말씀해 보세요.

- '여로'에 나왔던 배우의 이름을 기억하세요? (장욱제, 태현실 등)

- 어르신께서도 '여로'를 재미있게 보셨나요?

  재미있게 보셨다면, 여로에 나오는 주인공 중 누구를 가장 좋아했었는지 말씀해 보세요.

  재미있게 보지 않으셨다면, 어떤 드라마를 가장 재미있게 보셨는지 말씀해 보세요.

- 사진을 보고 떠오르는 생각을 자유롭게 말씀해 보세요.

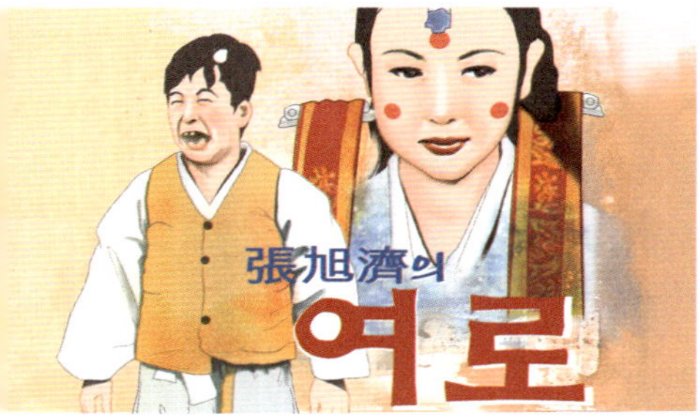

한번 해보세요

- 1970년대 온 국민이 즐겨 보았던 '여로'를 다시 한번 감상해 보세요.
- '여로'의 주제가인 이미자의 '여로'를 한번 불러보세요. 가사가 기억나지 않는다면, 다음 장을 참고해 주세요.
- '여로'의 주인공들은 요즘 무엇을 하고 있는지 알아보세요.
- 요즘 즐겨보는 TV 프로그램이 있다면 방송 시간을 맞춰서 감상해 보세요.
- 신문의 'TV 프로그램 방송 안내' 면에서 어르신이 가장 좋아하는 프로그램에 동그라미 표시(O)를 해보세요.

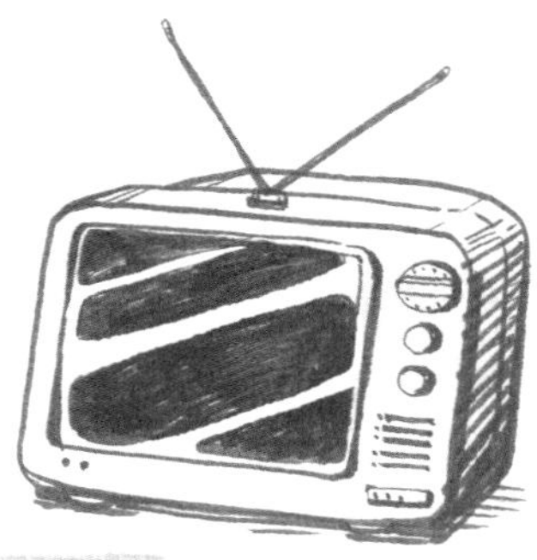

가장 좋아했던 드라마의 줄거리를 적어보세요.

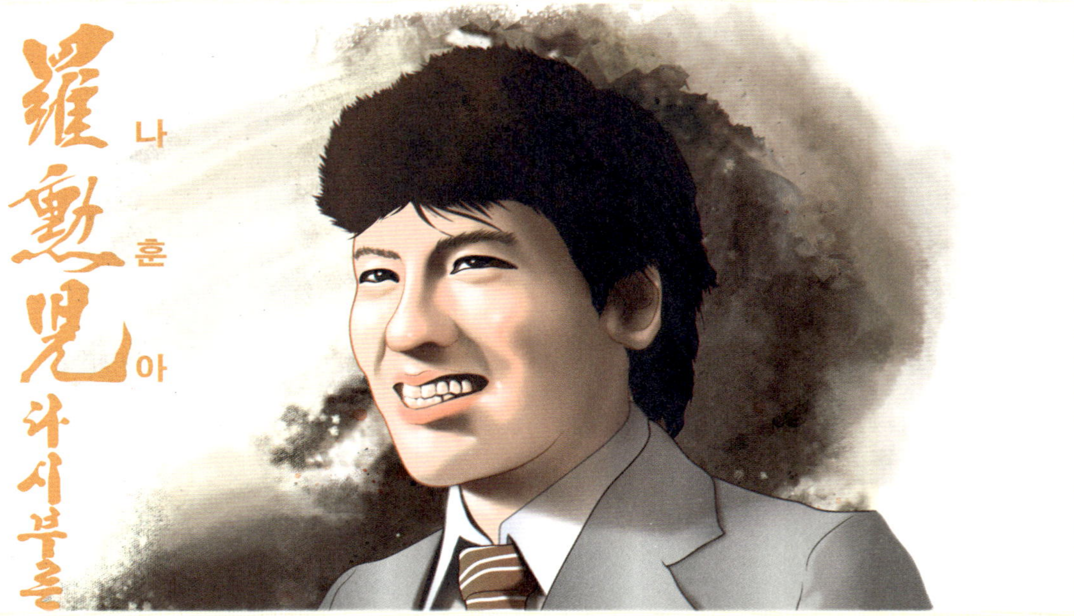

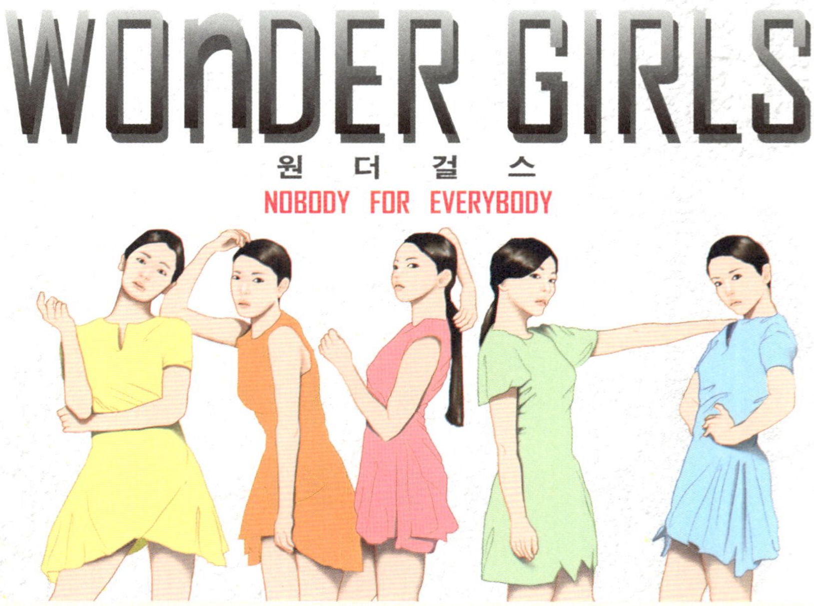

1 누구인지 아시겠어요?

어르신께서 아시는 사람을 모두 골라보세요.

3 가요 '우정', '귀향', '머나먼 고향'을 부른 가수는 누구일까요?

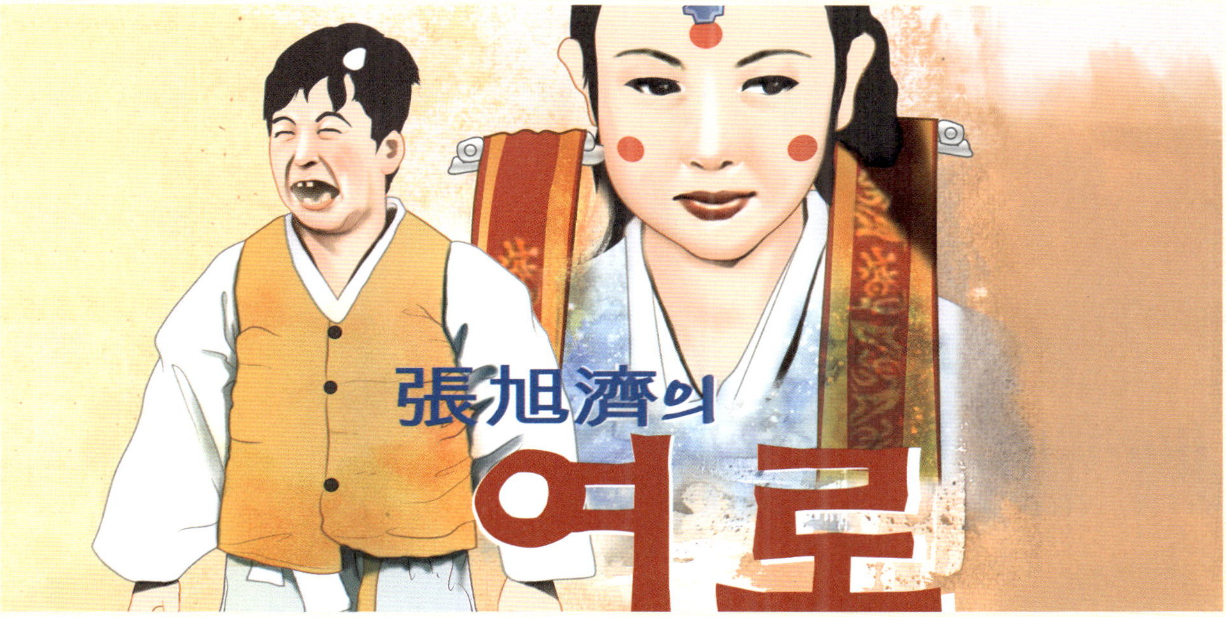

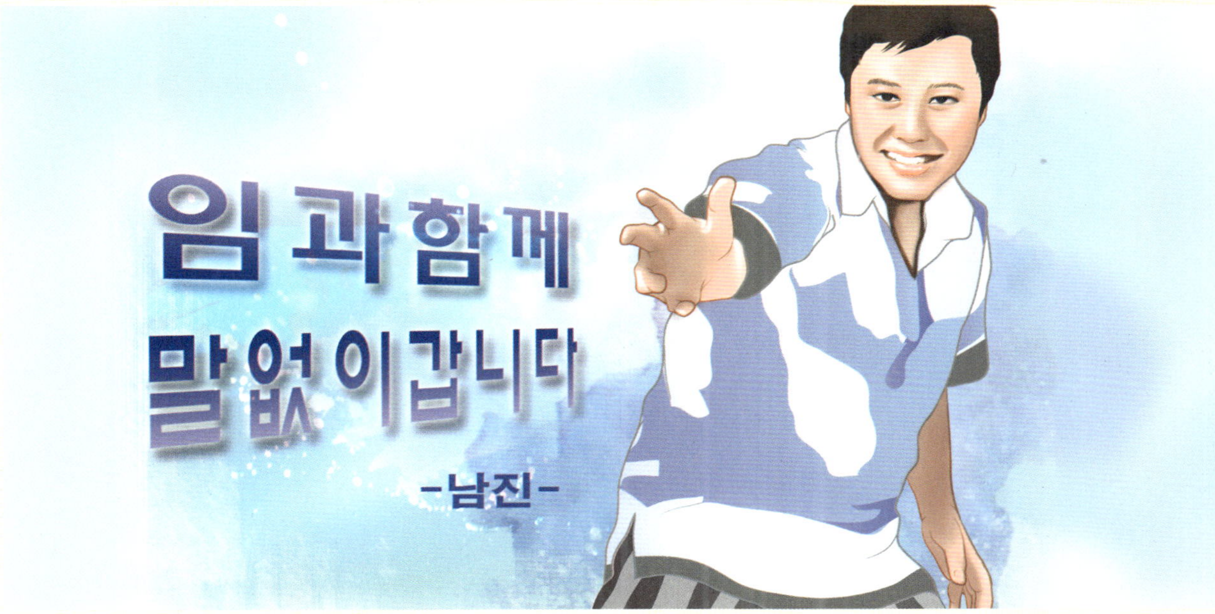

2 장르가 연속극인 것을 골라보세요.

4 현재 나이가 가장 어린 가수는 누구일까요?

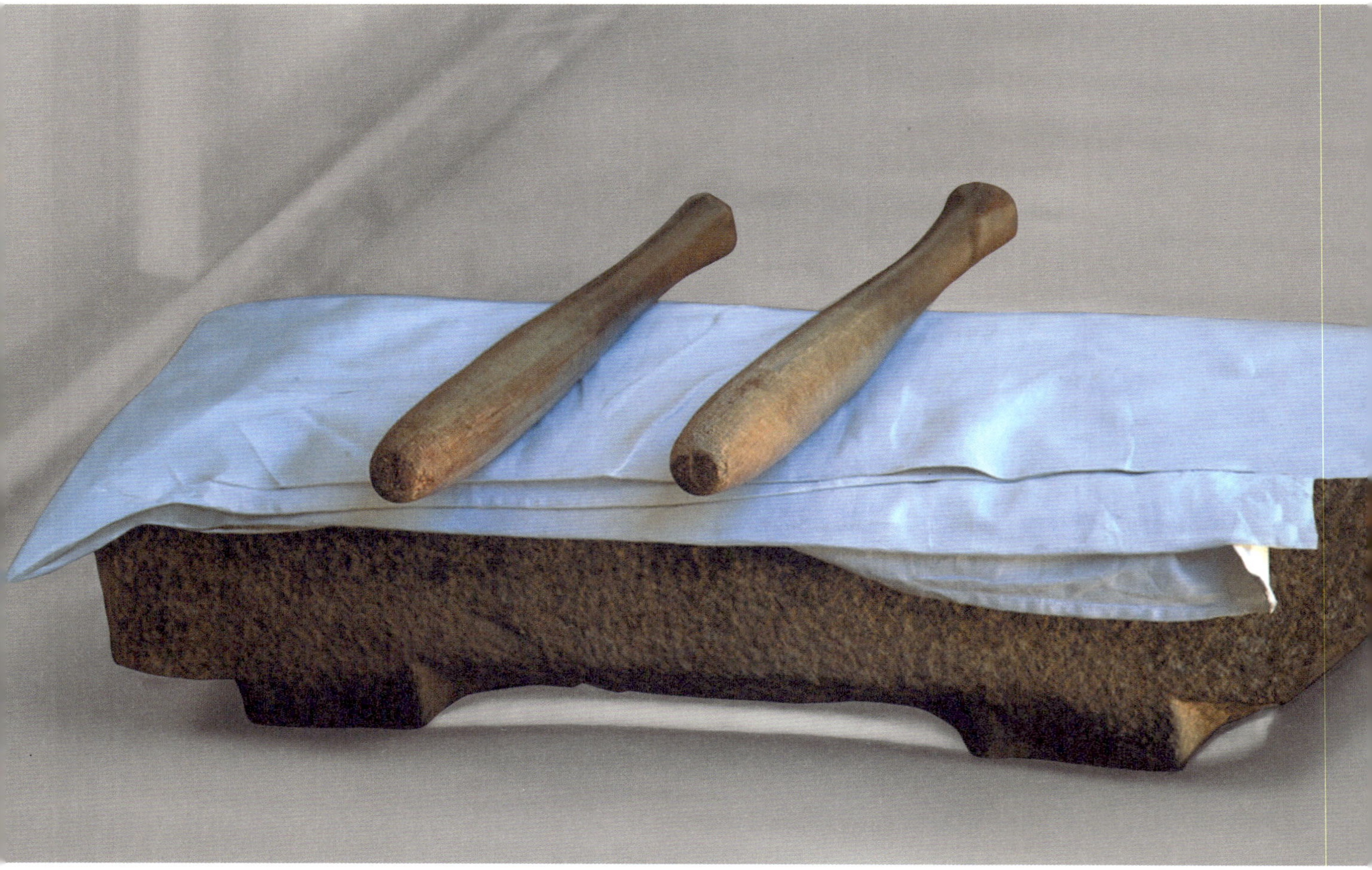

이야기해 보세요

- 무슨 물건인지 아시겠어요?

  옷의 구김을 펴기위해 사용하는 물건은 무엇이지요?

- 어머니께서 다듬이질 하시던 모습을 본 적이 있으세요?

- 어머니께서 다듬이질을 하면서 입으로 물을 뿜던 적도 있으신가요?

- 방망이로 직접 다듬이질을 해본 적이 있으세요? 다듬이질의 소리는 어땠는지 말씀해 보세요.

- 풀을 먹인 천의 냄새와 촉감은 어땠는지 말씀해 보세요.

- 사진을 보고 떠오르는 생각을 자유롭게 말씀해 보세요.

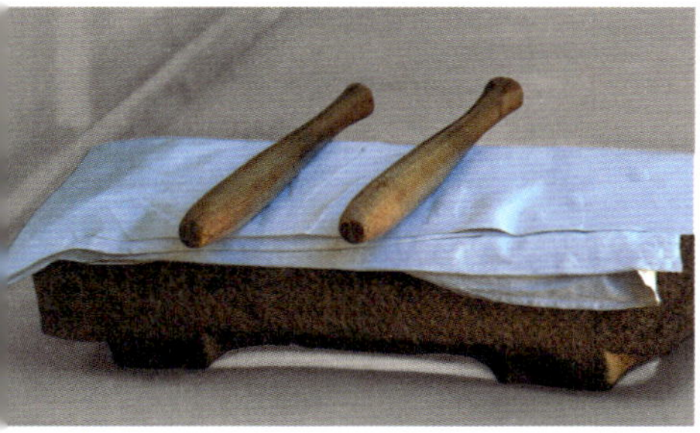

한번 해보세요

- 구겨진 옷의 주름을 방망이로 두들겨 펴보세요.
- 전기다리미로 구겨진 옷을 다림질 해보세요.
  다듬이질과 어떻게 다른지 비교해 보세요.
- 어떤 물건을 두드리면 다듬이질 소리와 비슷한지,
  집안의 물건들을 두들겨보세요.
- 세탁한 옷이나 수건을 반듯하게 접어 정리해 보세요.
- 가까운 수퍼나 마트에 가서 요즘에는 어떤 종류의
  다리미를 팔고 있는지 살펴보세요.

가장 좋아했던 옷(상의, 하의)을 그려보세요.

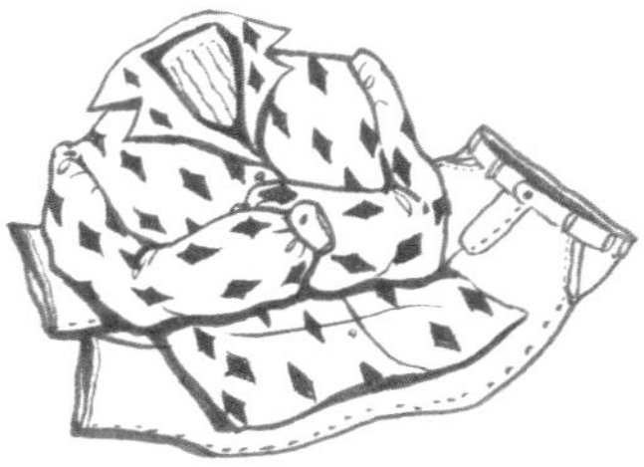

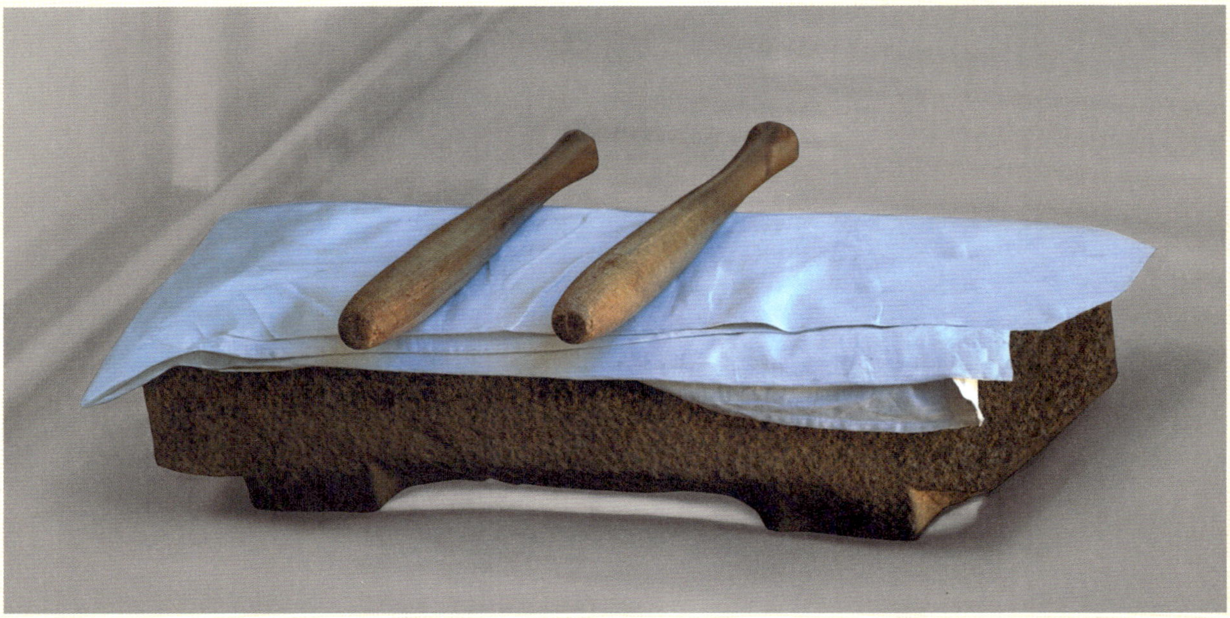

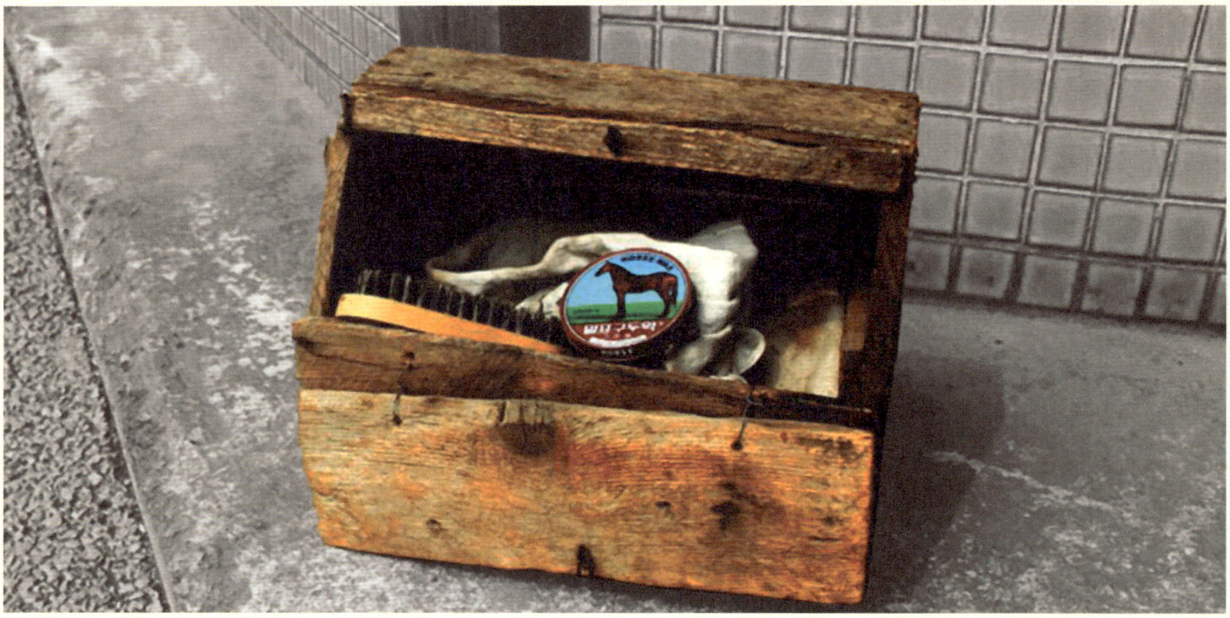

1 무슨 도구인지 아시겠어요?

도구의 이름을 말씀해 보세요.

3 뜨거운 열로 옷의 구김을 펴는 도구는 무엇인가요?

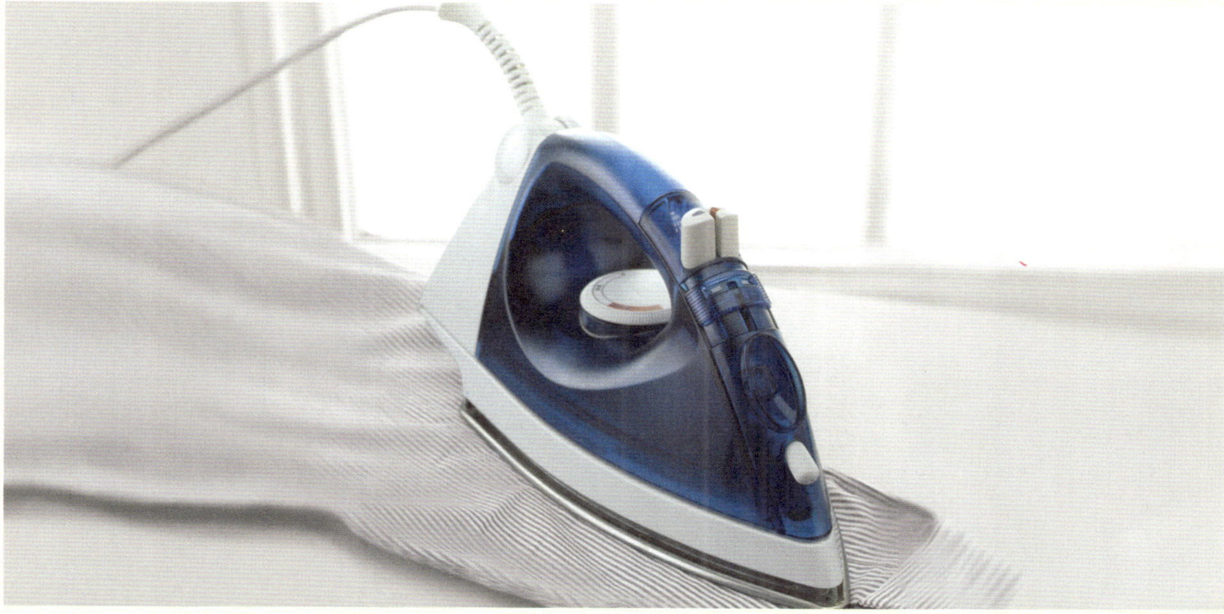

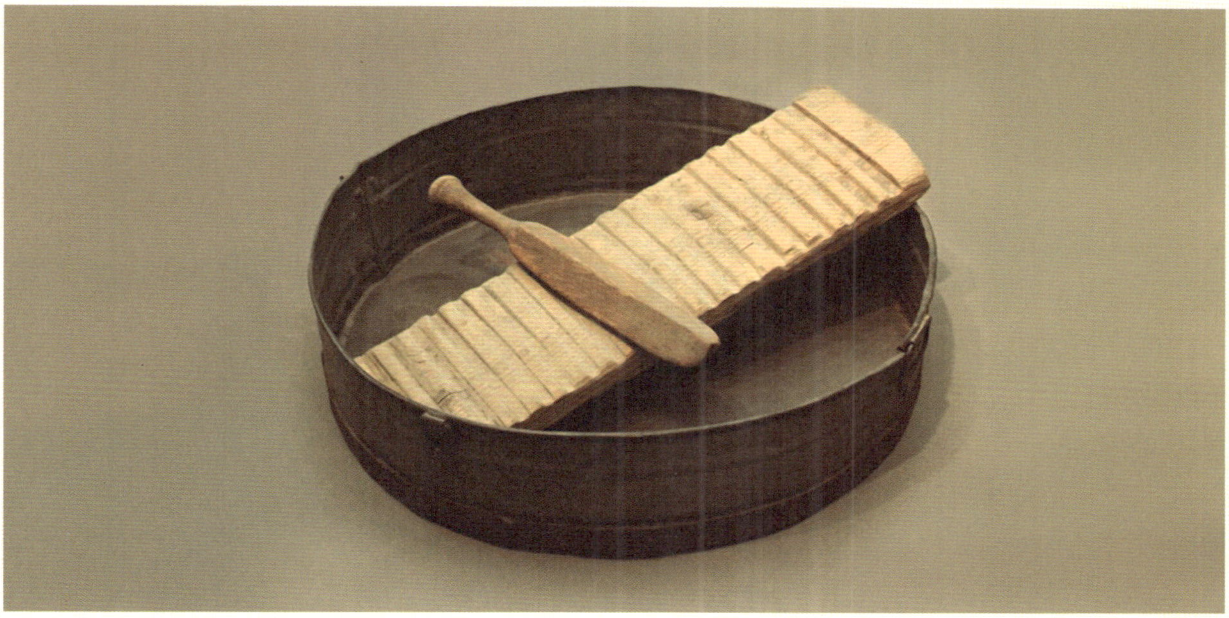

2 옷의 구김을 없애기 위해 사용하던 도구를 모두 골라보세요.

4 빨랫감을 위해 사용하는 도구가 아닌 것은 무엇일까요?

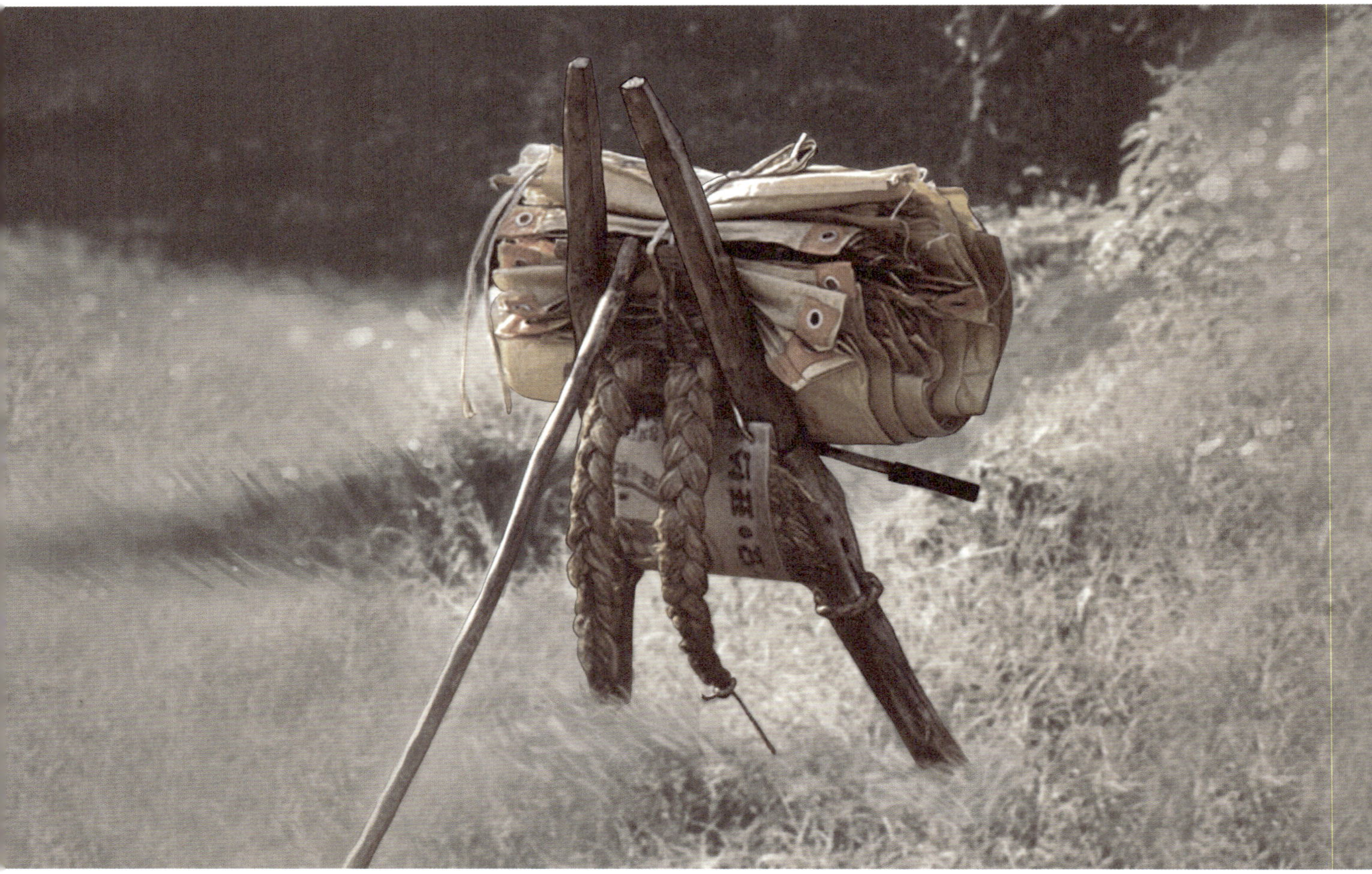

이야기해 보세요

- 무슨 물건인지 아시겠어요?

  무거운 물건을 옮길 때 사용하는 것으로 두 글자 단어인 '이것'은 무엇일까요?

- 어린 시절 어르신의 집에는 지게가 있었나요?

- 지게는 주로 무엇을 옮길 때 사용했었나요?

- 지게를 직접 져 본적이 있으세요?

  있으시다면, 언제 무엇을 짊어지셨는지 말씀해 보세요.

  없으시다면, 다른 사람이 지게 진 것을 본 적이 있으신지 말씀해 보세요.

- 사진을 보고 떠오르는 생각을 자유롭게 말씀해 보세요.

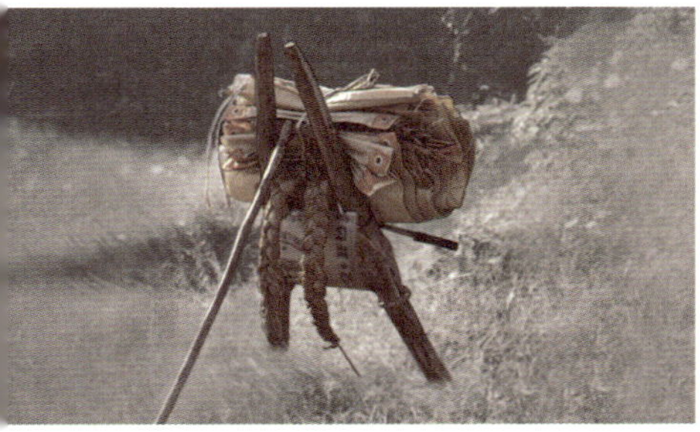

한번 해보세요

- 나무젓가락 10개를 노끈으로 연결해 보세요.
- 집에 물건을 담을 수 있는 가방이 몇 개나 있는지 세어보세요.
- 집에 지게처럼 나무로 만들어진 물건이 있는지 찾아보세요.
- 가까운 시장이나 슈퍼에 가서 사람들이 무엇으로 물건을 옮기는지 살펴보세요.
- 주말에는 박물관이나 민속촌에 가서 지게가 있는지 찾아보세요.

나무로 만들 수 있는 물건을 모두 적어보세요.

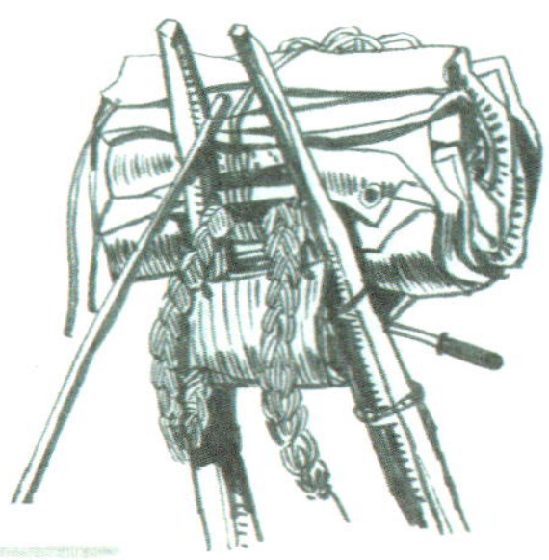

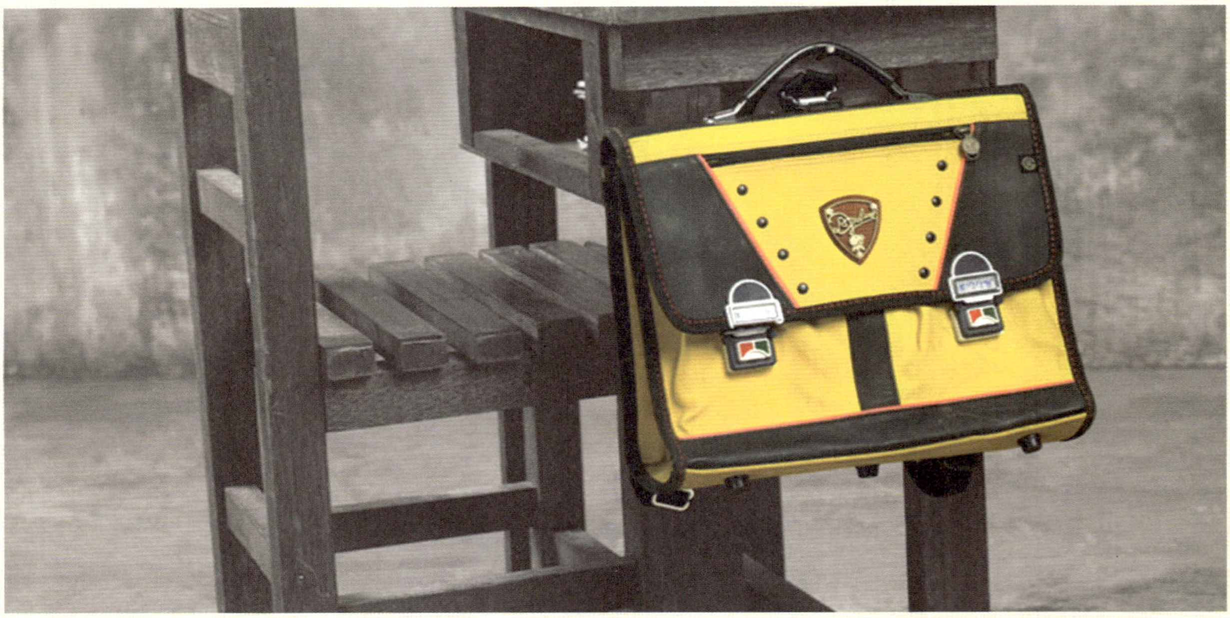

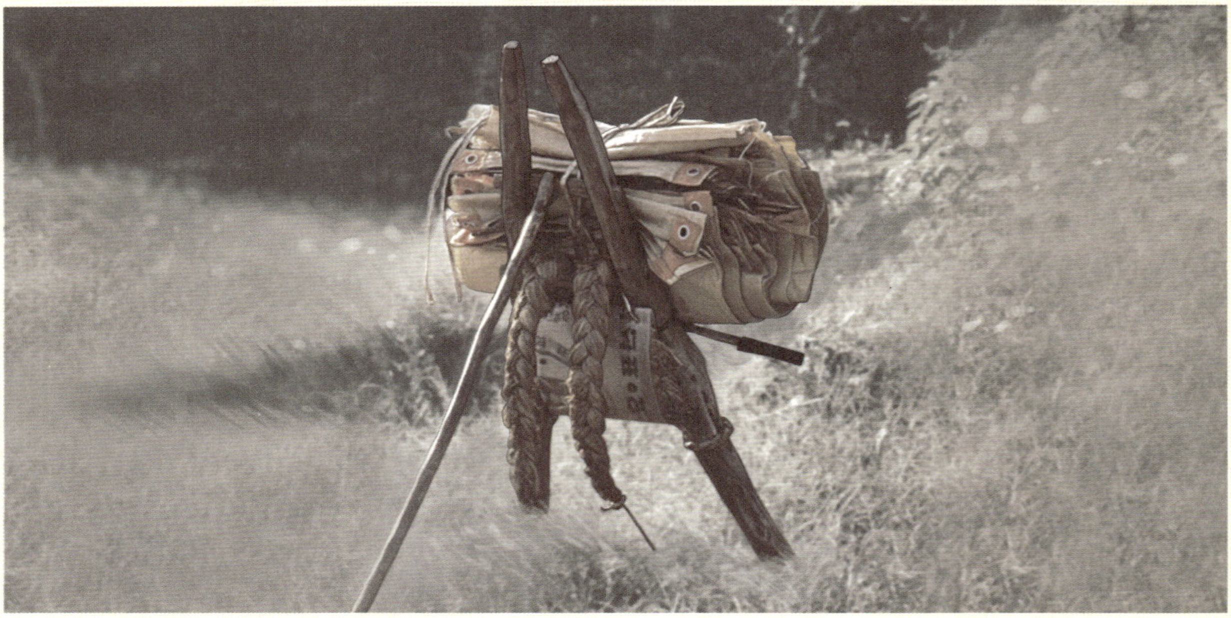

1 무엇인지 아시겠어요?
각각의 이름을 한번 말씀해 보세요.

3 사물의 실제 크기가 가장 작은 것을 한 가지만 골라보세요.

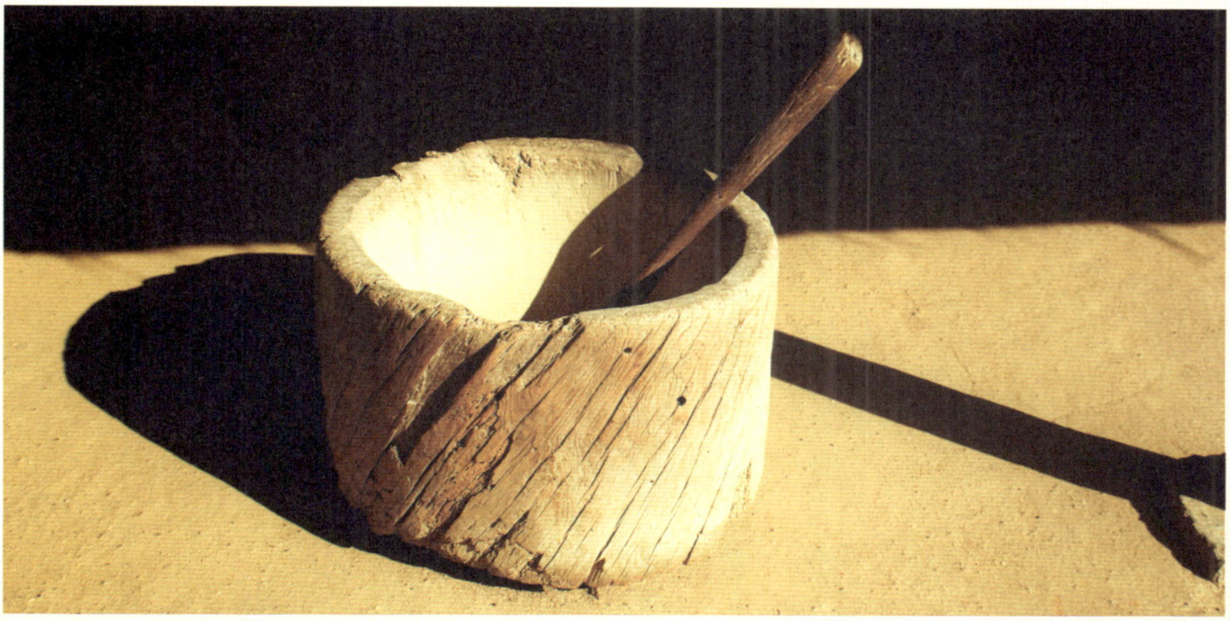

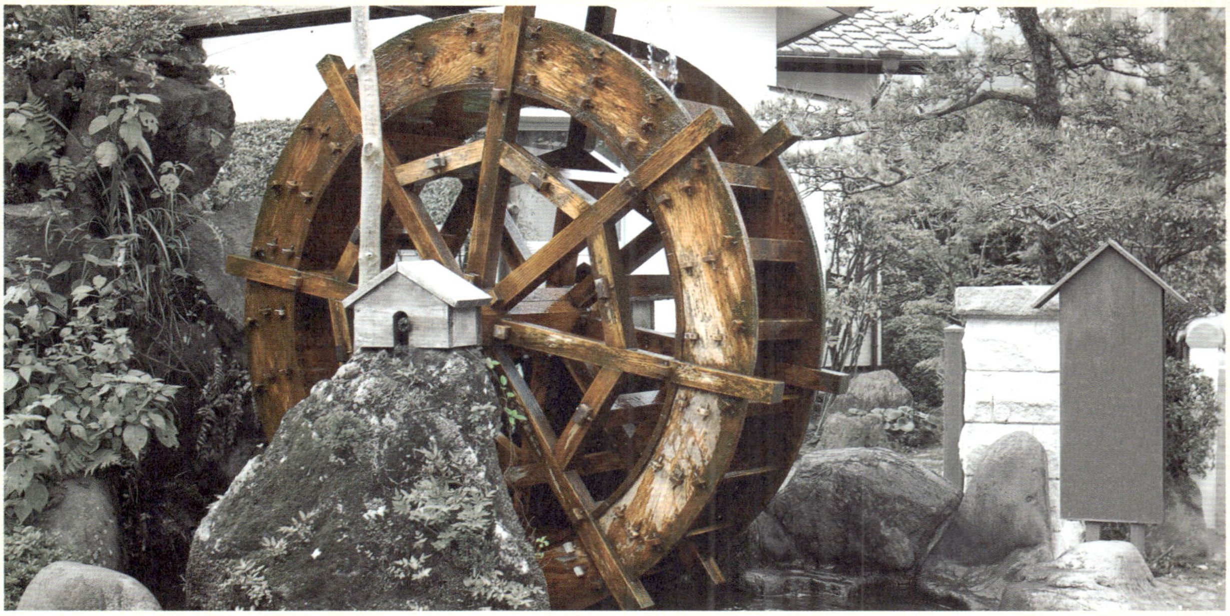

2 물건을 사용하는 용도가 비슷한 것끼리 손으로 짚어보세요.

4 물건을 만든 재료가 다른 것은 무엇일까요?

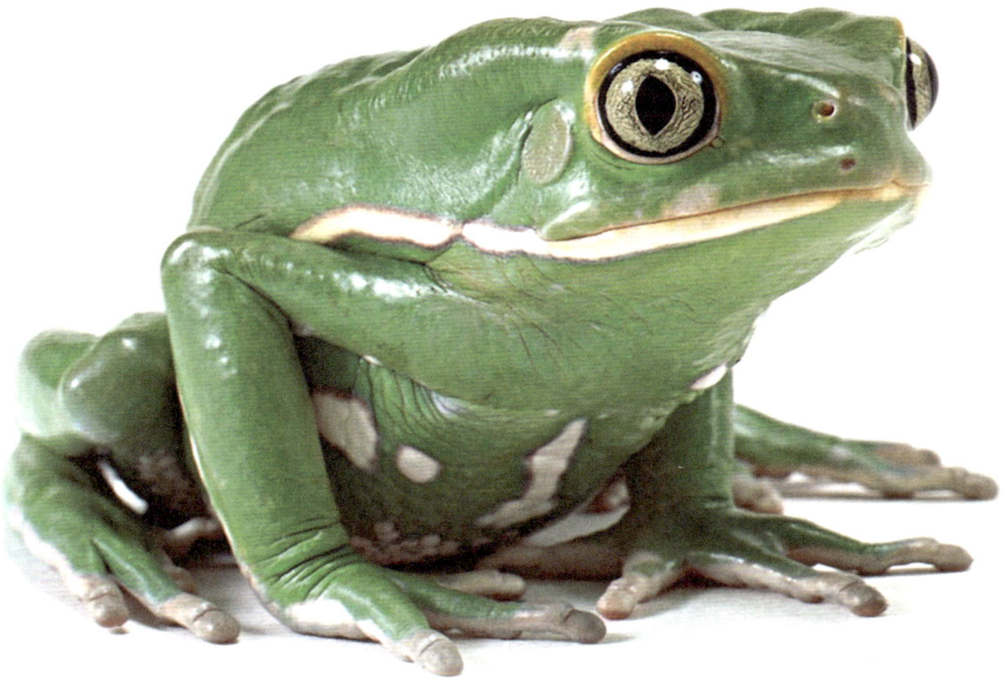

이야기해 보세요

- 무슨 동물인지 아시겠어요?

  개울가에 살면서 폴짝폴짝 뛰어다니는 동물은 무엇일까요?

- 개구리를 잡아 본 적이 있으세요?

  잡아 보셨다면, 개구리를 잡는 방법에 대해 알려주세요.

  잡아 본 적이 없다면, 다른 친구들이 개구리를 잡은 것을 본 적이 있는지 말씀해 보세요.

- 한 밤 중에 개구리 울음 소리를 들어본 적이 있으세요? 울음 소리는 어땠나요?

- 개구리의 새끼인 올챙이나 물 위에 떠 있는 개구리 알을 본 적이 있으세요?

- 사진을 보고 떠오르는 생각을 자유롭게 말씀해 보세요.

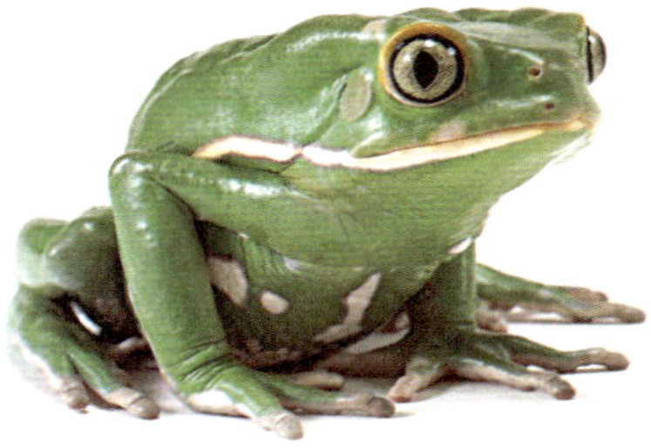

한번 해보세요

- 동요 '개구리'를 한번 불러보세요. 가사가 기억나지 않는다면, 다음 장을 참고해 주세요.
- 기억에 남는 전래동화가 있다면, 가족이나 친구에게 말씀해 보세요. (예: 청개구리)
- 어항에서 올챙이나 물고기를 키워보세요.
  물고기가 잘 자랄 수 있도록 규칙적으로 먹이를 주세요.
- 가까운 냇가나 강가에 물고기가 사는지 살펴보세요.

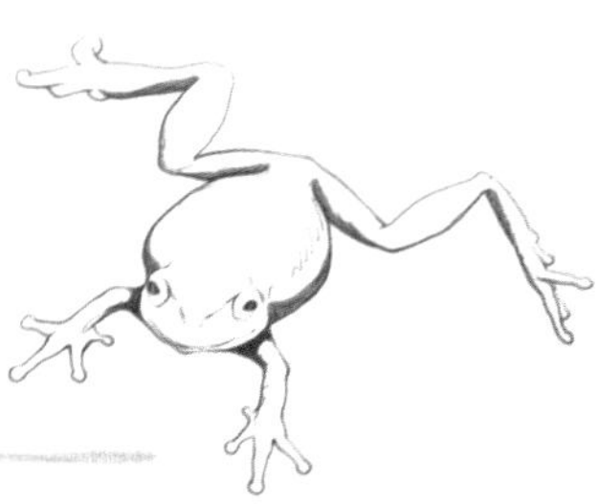

개구리를 색연필로 그려보세요.
동그란 눈과 가느다란 발가락이 잘 보이도록 그려보세요.

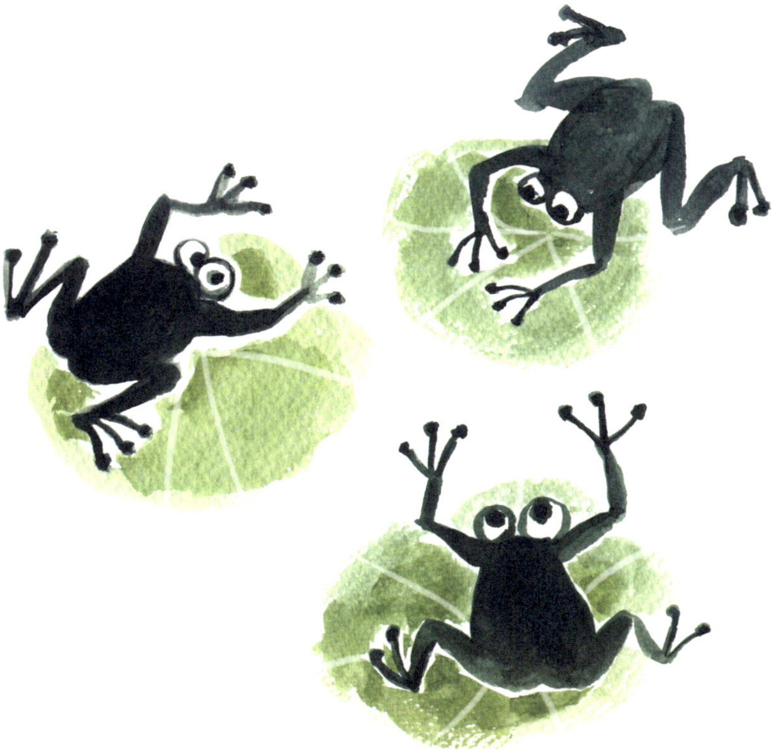

동요 개구리를 부르며,
'개'라는 단어가 나올 때마다 박수를 쳐보세요.

개구리

개굴개굴 개구리 노래를 한다
아들 손자 며느리 다 모여서
밤새도록 하여도 듣는이 없네
듣는 사람 없어도 날이 밝도록
개굴개굴 개구리 노래를 한다
개굴개굴 개구리 목청도 좋다

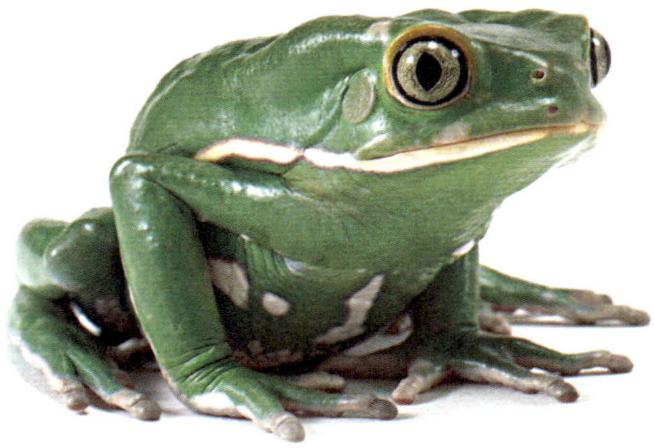

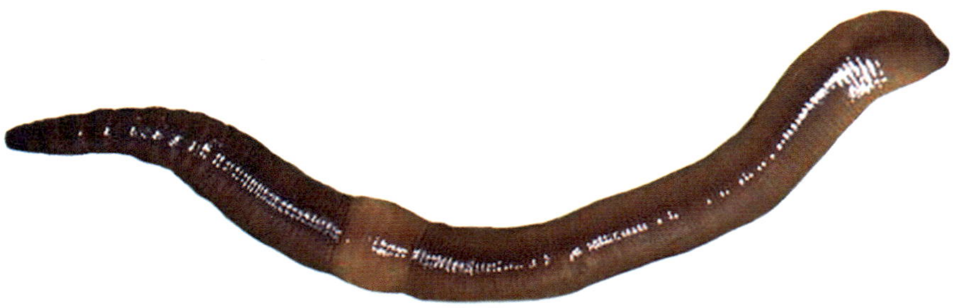

1 무슨 동물인지 아시겠어요?

동물의 이름을 말씀해 보세요.

3 하늘 높이 날 수 있는 동물은 무엇일까요?

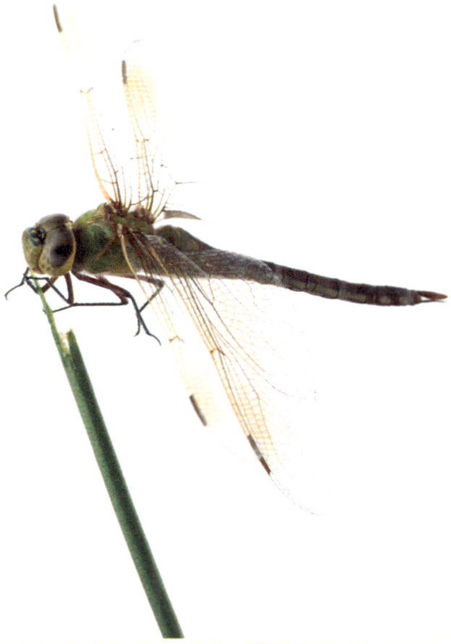

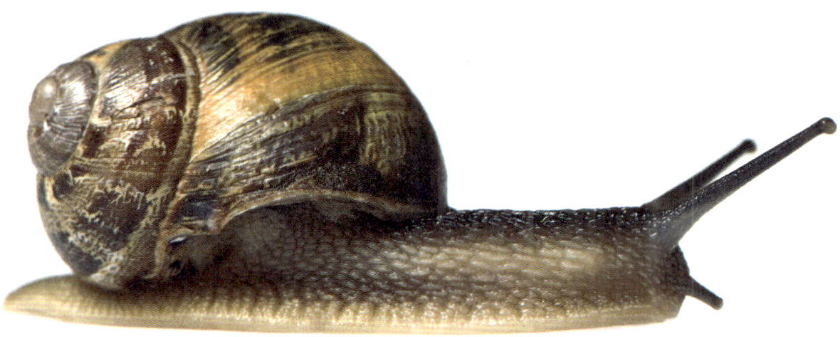

2 축축한 땅을 좋아하는 동물을 모두 골라보세요.

4 폴짝폴짝 뛰어다니는 동물은 무엇일까요?

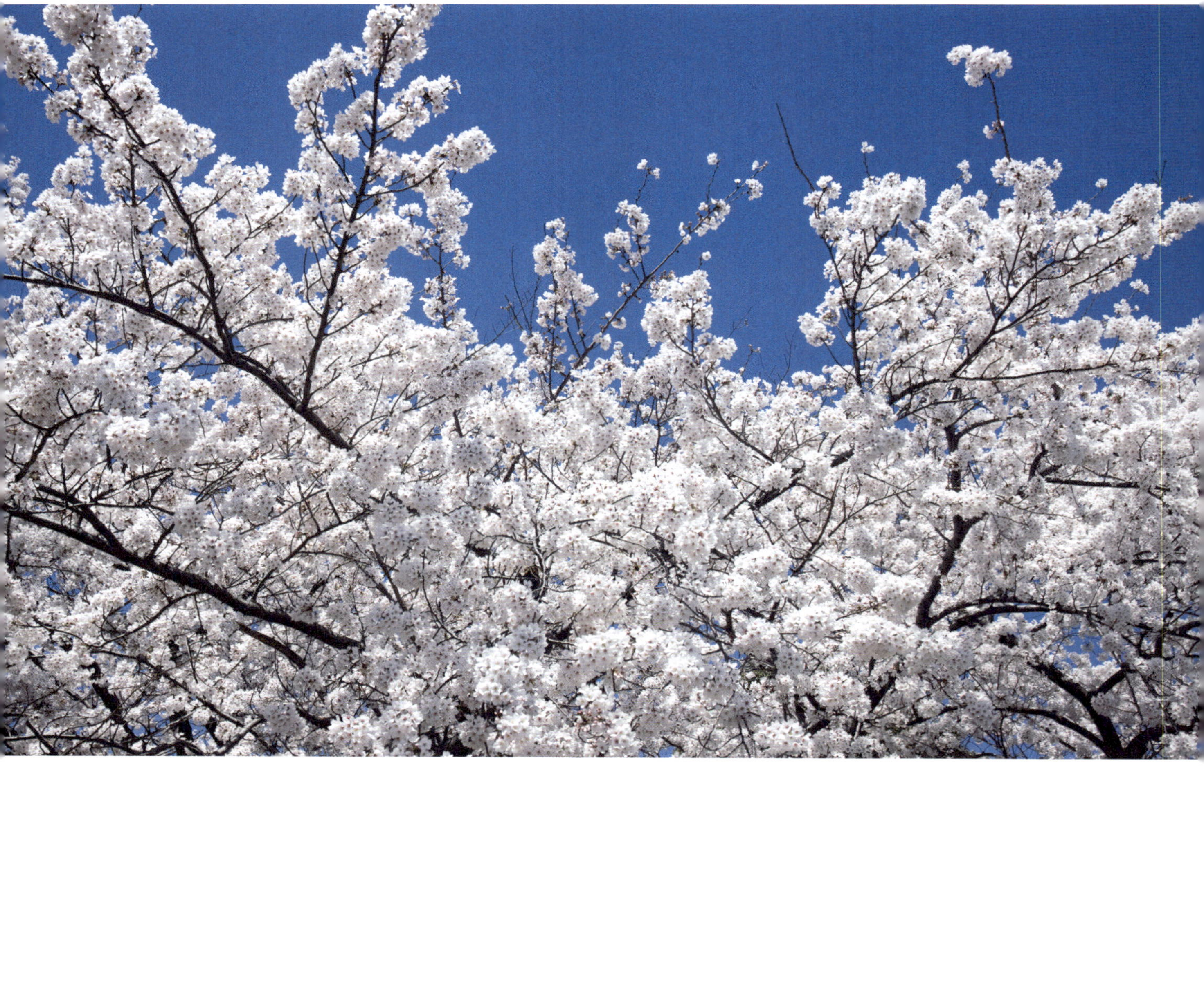

이야기해 보세요

- 무슨 꽃인지 아시겠어요?
  - 봄에 많이 피는 꽃으로 바람이 불면 꽃잎들이 눈처럼 휘날리는 꽃은 무엇일까요?
- 벚꽃나무를 본적이 있으세요?
  - 벚꽃이 활짝 핀 거리를 걷는 것을 좋아하셨나요?
- 벚꽃축제에 가 보신 적이 있으세요?
  - 있으시다면, 언제 어디로 갔었는지 말씀해 보세요.
  - 없으시다면, 어르신께서 가장 가보고 싶은 장소에 대해서 말씀해 보세요.
- 벚꽃나무에 열리는 열매를 드셔보신 적이 있으세요? 열매의 색과 맛은 어떤가요?
- 사진을 보고 떠오르는 생각을 자유롭게 말씀해 보세요.

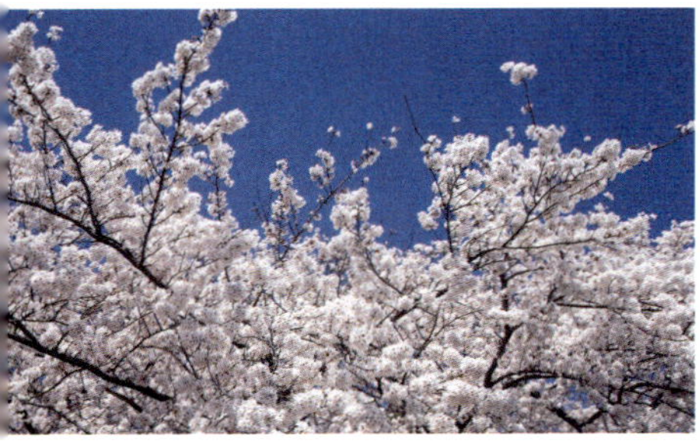

한번 해보세요

- 화투에서 벚꽃이 그려진 패를 골라보세요.
- 집에 벚꽃처럼 흰색인 물건이 있는지 찾아보세요.
- 우리 동네에 벚꽃나무가 많이 있는 장소를 찾아가 보세요. 벚꽃나무 앞에서 사진을 찍어보세요.
- 거리에 있는 나무의 종류를 세어보세요. 우리 동네에는 몇 종류의 나무가 자라고 있는지 살펴보세요.

벚꽃 꽃잎으로 멋진 작품을 만들어보세요.
벚꽃을 종이에 붙인 후 색연필로 예쁘게 꾸며보세요.

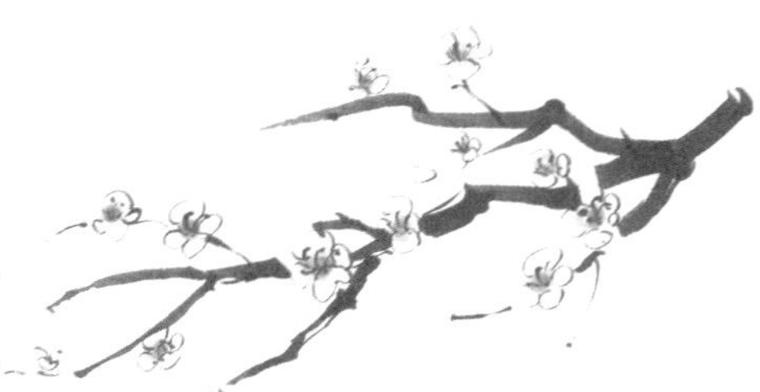

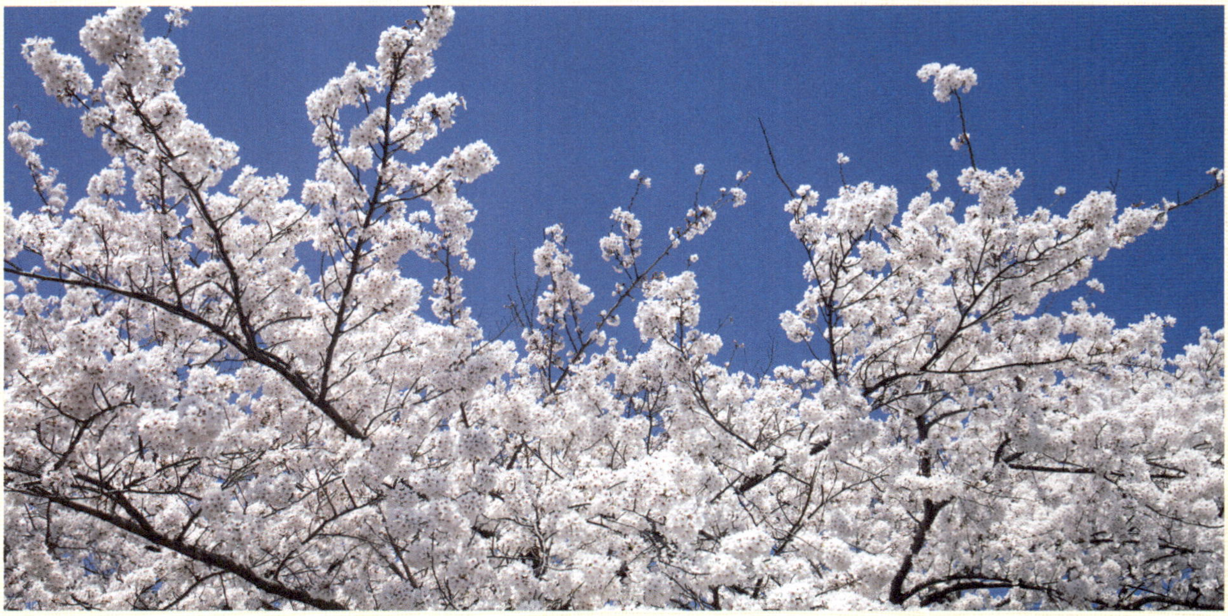

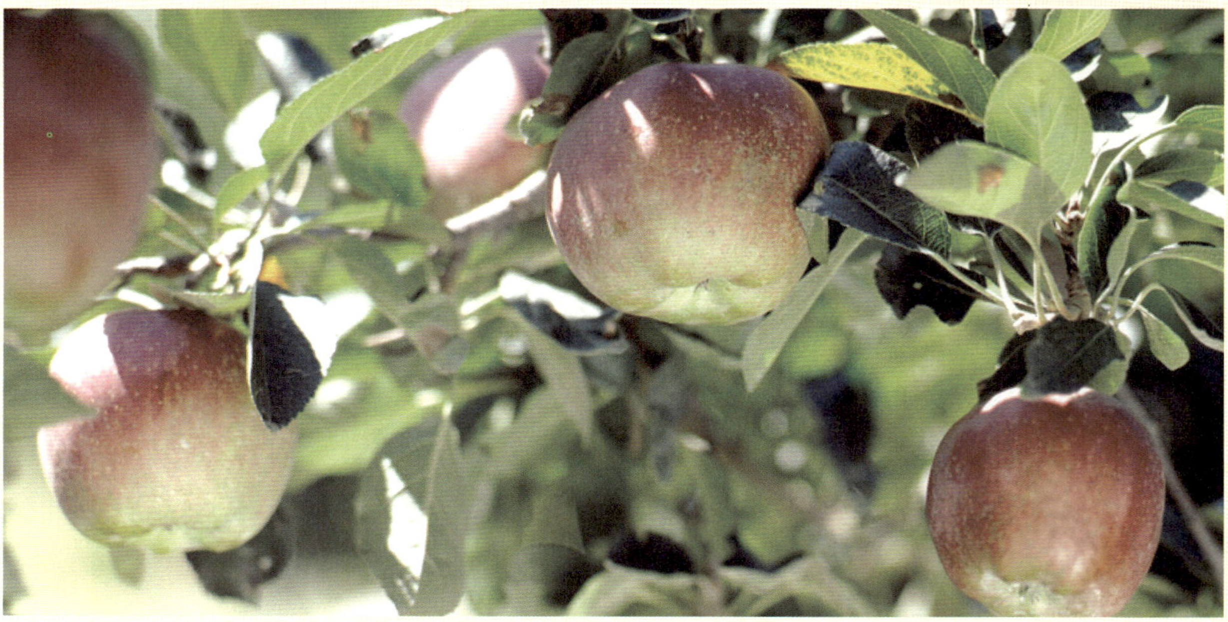

1 무슨 나무인지 아시겠어요?
나무의 이름을 한번 말씀해 보세요.

3 손으로 열매의 껍질을 벗길 수 있는 것을 한가지만 골라보세요.

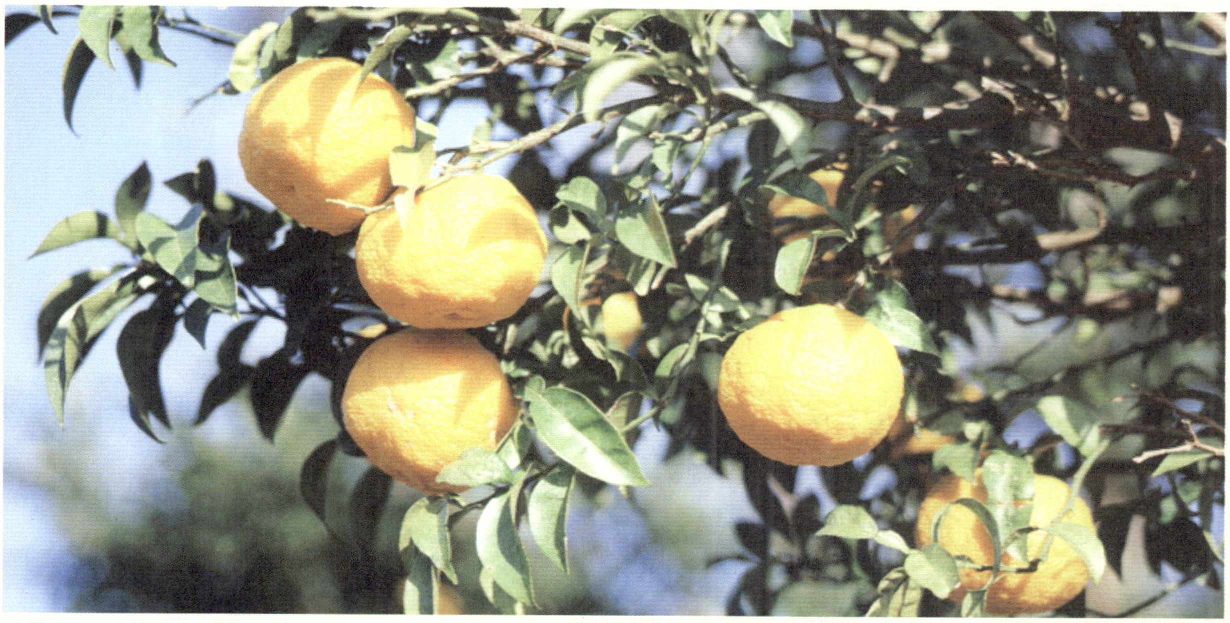

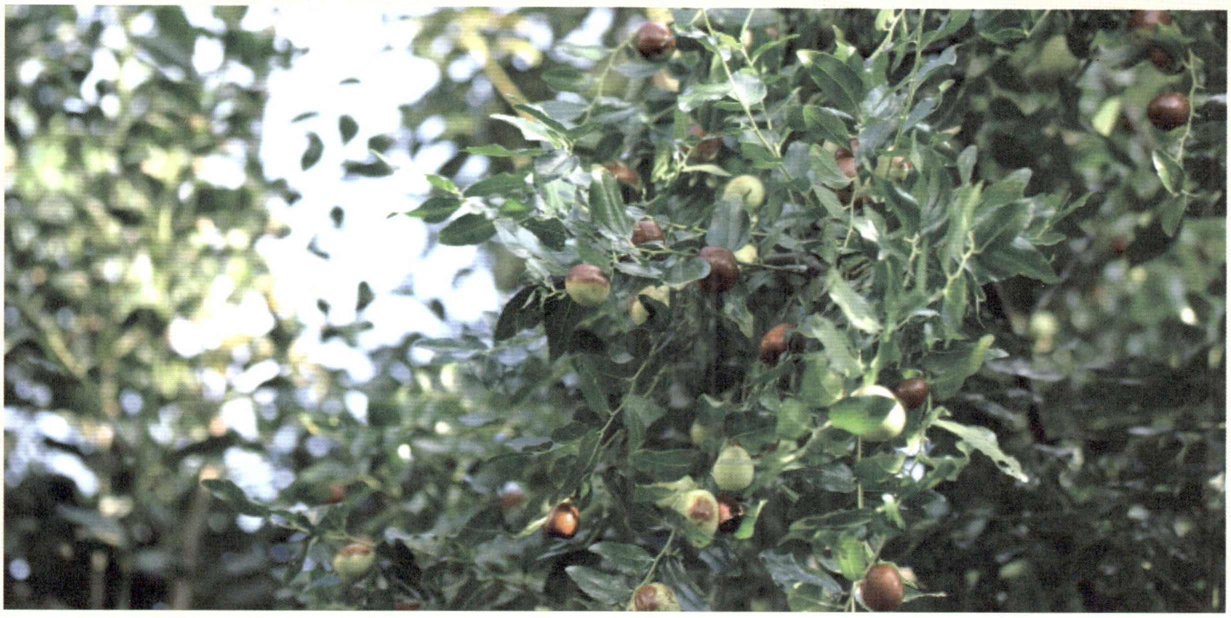

2 설이나 추석에 즐겨 먹는 열매가 아닌 것을 한가지만 골라보세요.

4 열매의 실제 크기가 가장 큰 나무는 무엇일까요?

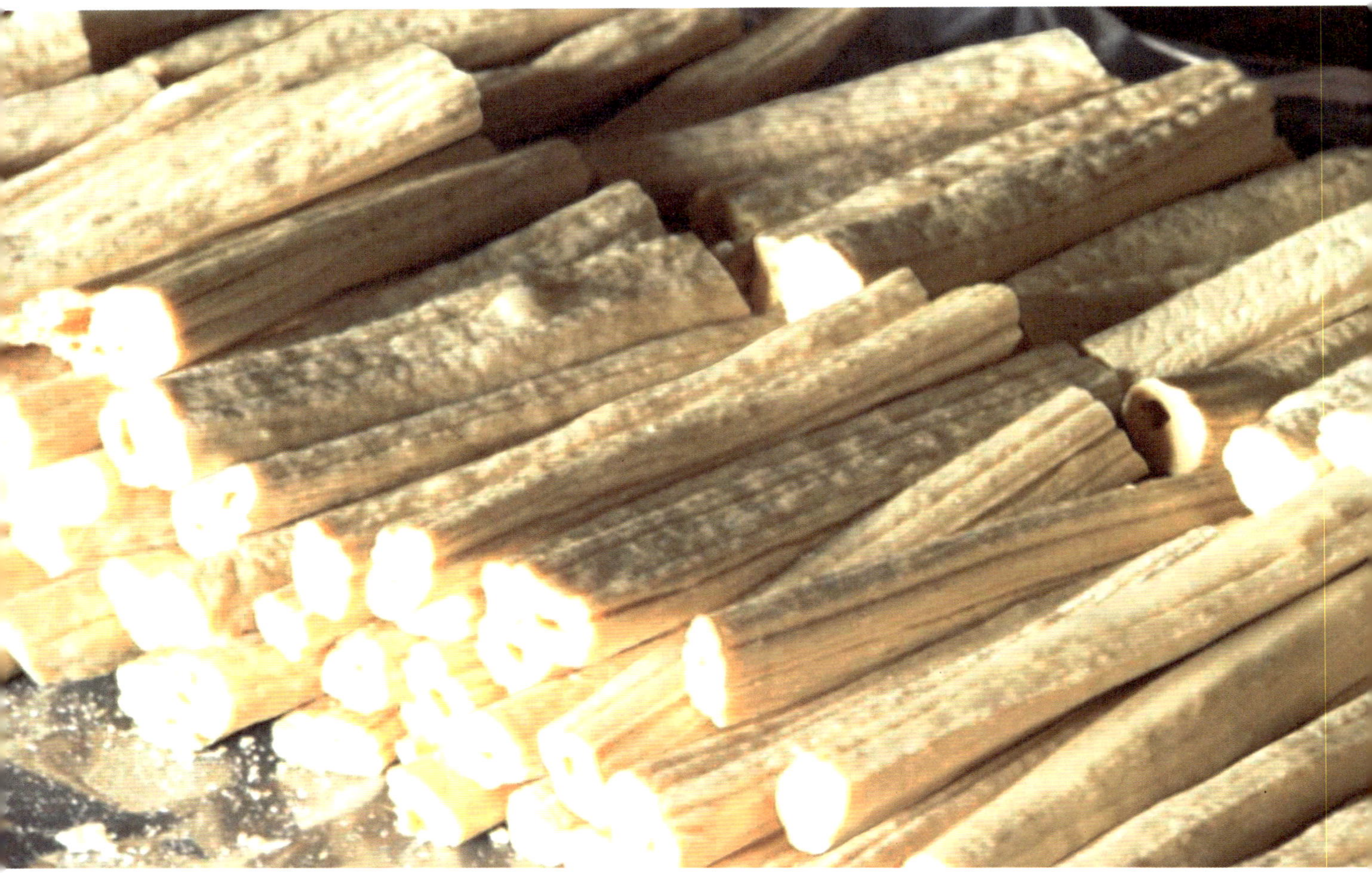

이야기해 보세요

- 무슨 음식인지 아시겠어요?
  - 곡식으로 만든 간식으로 끈적끈적하고 달콤한 이것은 무엇일까요?
- 엿을 드셔본 적이 있으시죠?
- 어린 시절 엿을 좋아하셨나요?
  - 좋아하셨다면, 주로 어디에서 엿을 사 먹었는지 말씀해 보세요.
  - 좋아하지 않으셨다면, 어린 시절에 가장 좋아했던 간식에 대해 말씀해 보세요.
- 엿을 만들어보신 적이 있으세요?
- 집안에 있는 물건과 엿을 바꿔먹은 적이 있으세요?
  - 어떤 물건과 바꿔 드셨나요?
- 사진을 보고 떠오르는 생각을 자유롭게 말씀해 보세요.

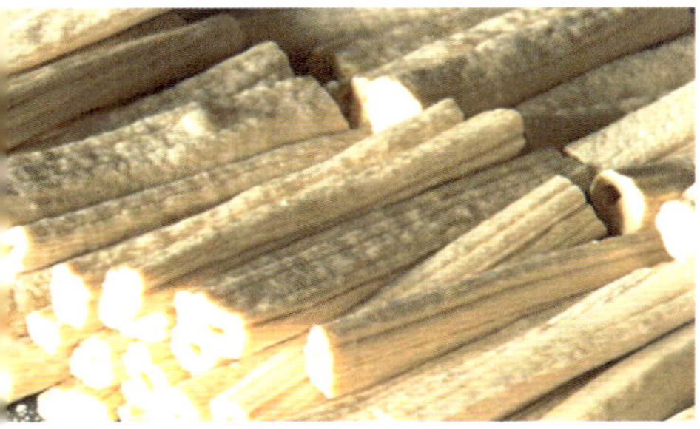

한번 해보세요

- 엿장수처럼 가위로 '딱딱딱' 소리를 내보세요.
- 가위를 사용하여 종이나 음식을 일정한 크기로 잘라보세요.
  (예: 파를 엄지손가락 만한 크기로 잘라보세요.)
- 냉장고에 엿처럼 달콤한 음식이 있는지 찾아보세요.
- 시장이나 슈퍼에서 엿이나 사탕을 사 드셔보세요.

엿장수가 사용했던 가위를 색연필로 그려보세요.

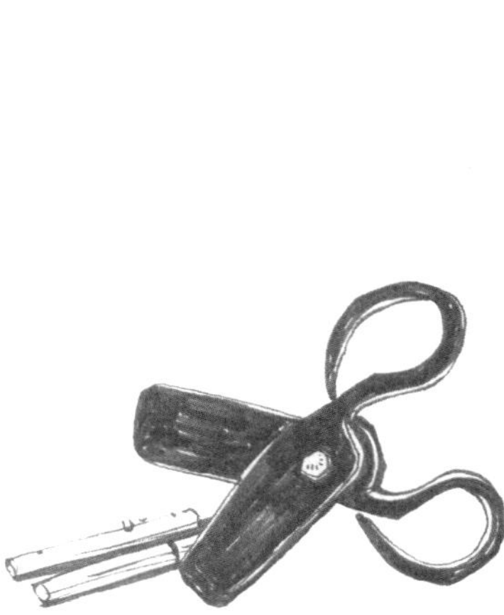

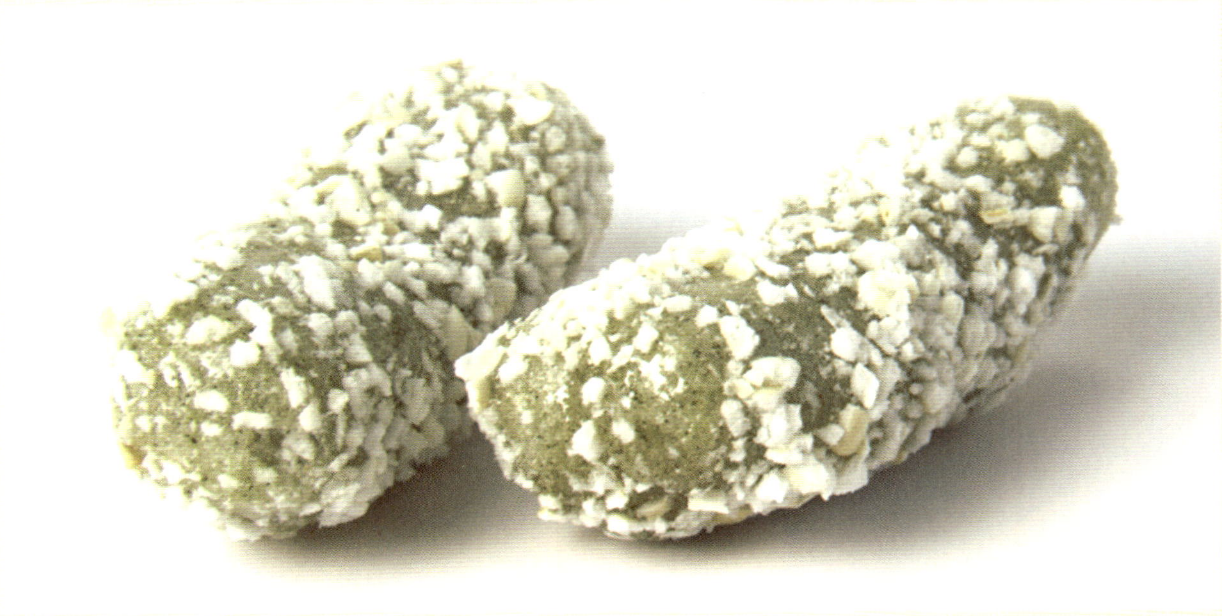

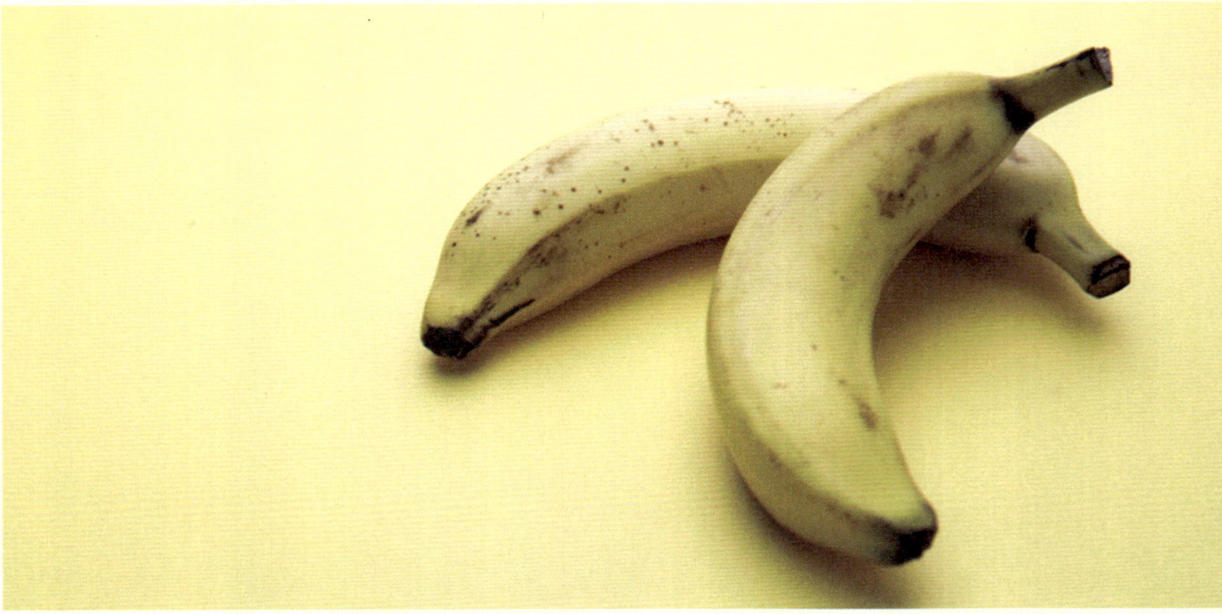

1 무슨 음식인지 아시겠어요?
음식의 이름을 한번 말씀해 보세요.

3 가장 차가운 음식은 무엇인가요?

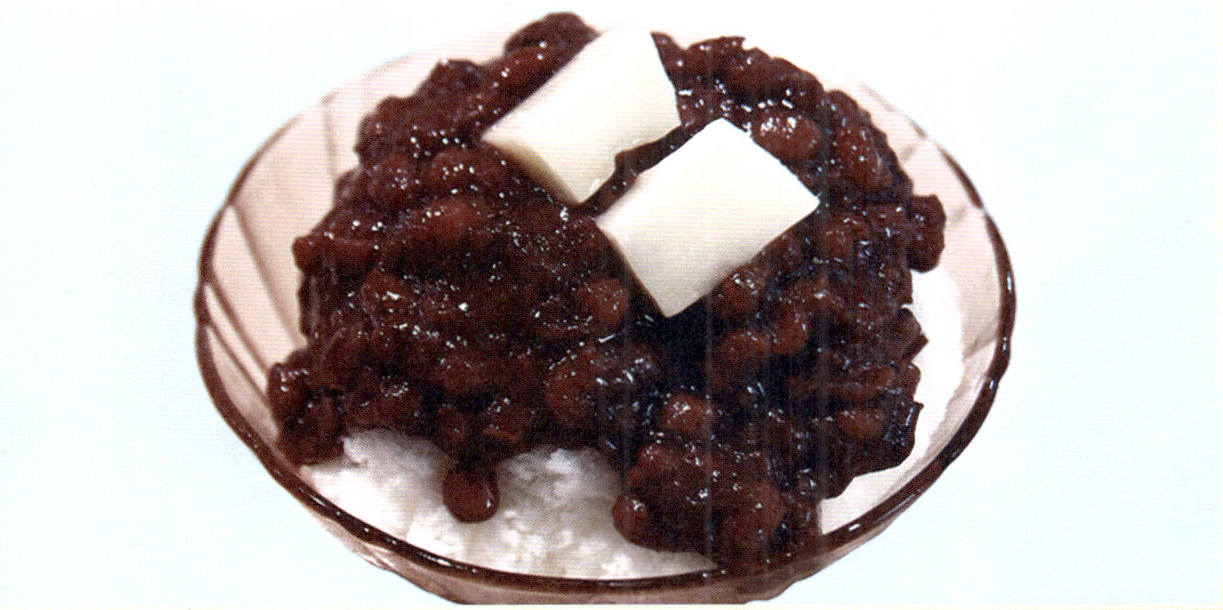

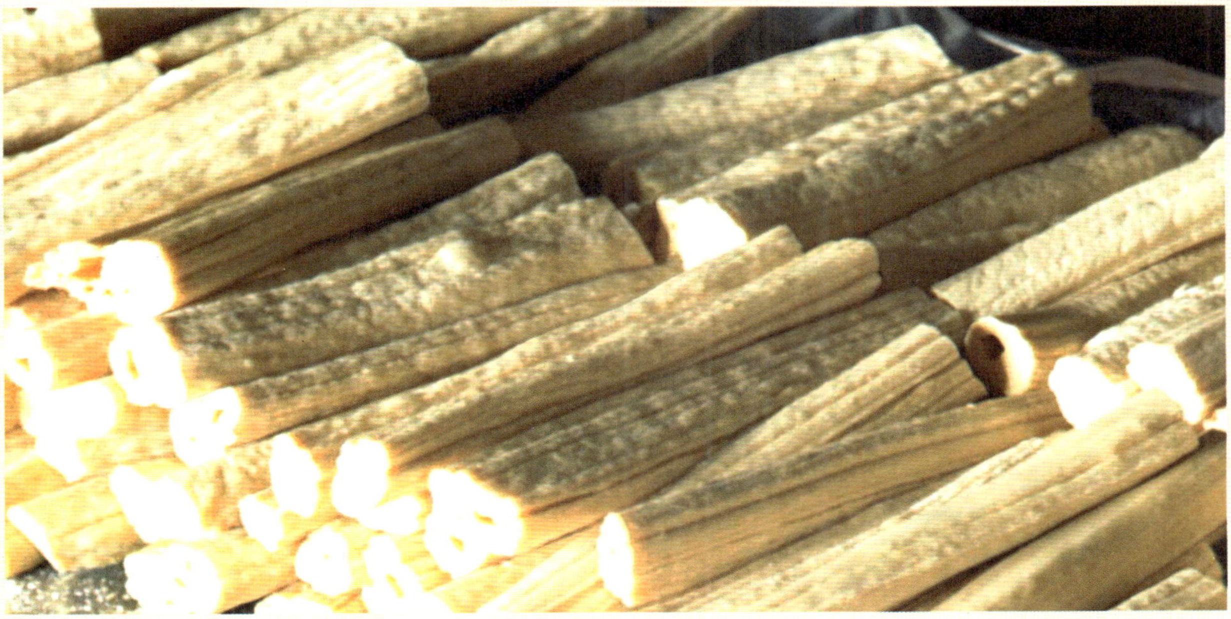

2 어린 시절 가장 먹기 힘들었던 간식은 무엇이었나요?

4 끈적끈적해서 녹여먹는 것이 좋은 음식을 한가지만 골라보세요.

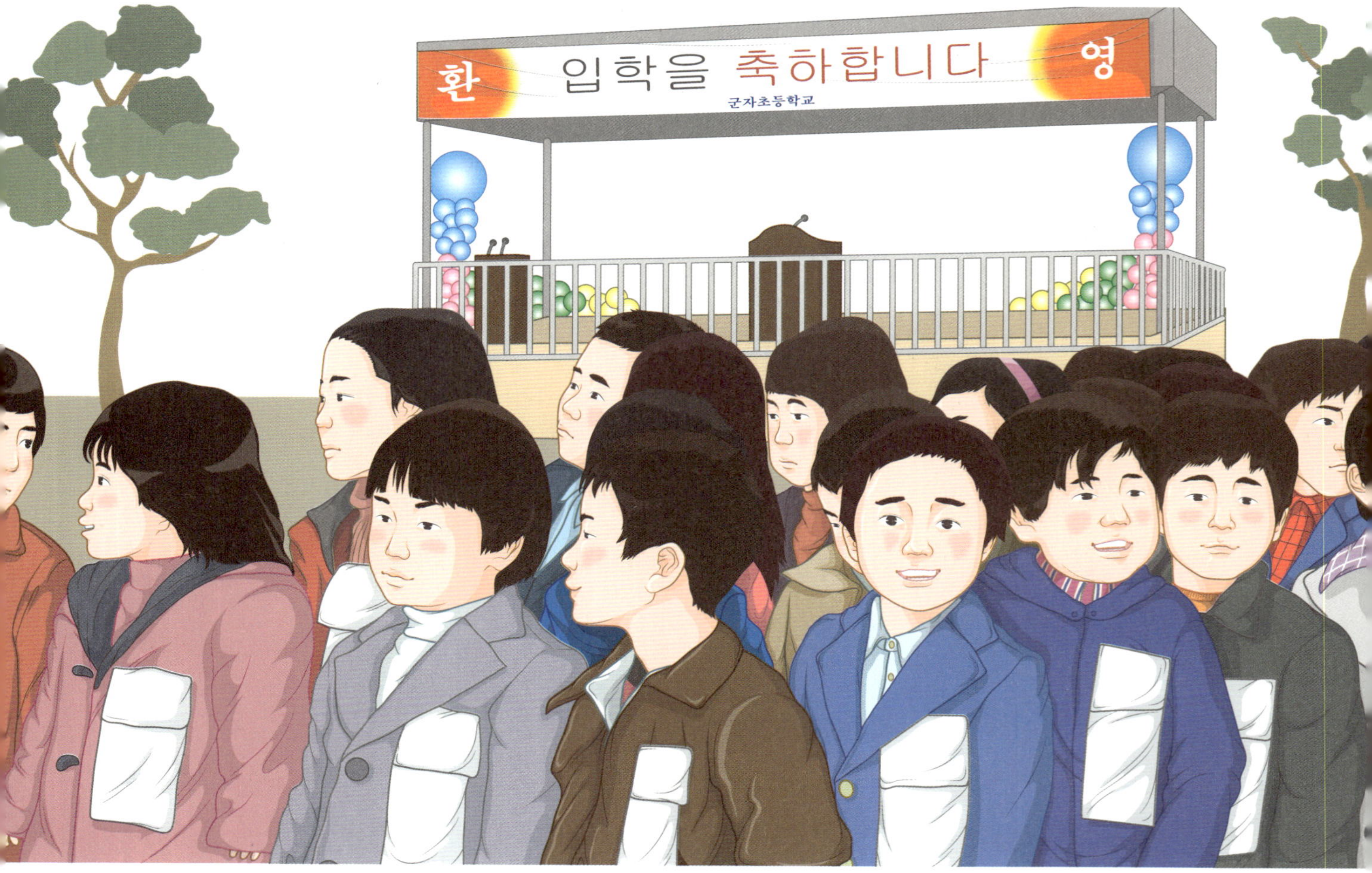
환
입학을 축하합니다
군자초등학교
영

이야기해 보세요

- 어떤 광경인지 아시겠어요?
  - 아이들이 처음 학교에 들어가는 날을 무엇이라 할까요?
- 국민학교에 입학하시던 날을 기억하세요?
- 어르신께서는 어느 국민학교에 다니셨어요?
  - 국민학교의 이름을 말씀해 보세요.
- 자녀의 국민학교 입학식에 가본 적이 있으세요?
  - 가보셨다면, 자녀의 국민학교 입학식 때 기분이 어떠셨는지 말씀해 보세요.
  - 못 가보셨다면, 이유를 말씀해 보세요.
- 사진을 보고 떠오르는 생각을 자유롭게 말씀해 보세요.

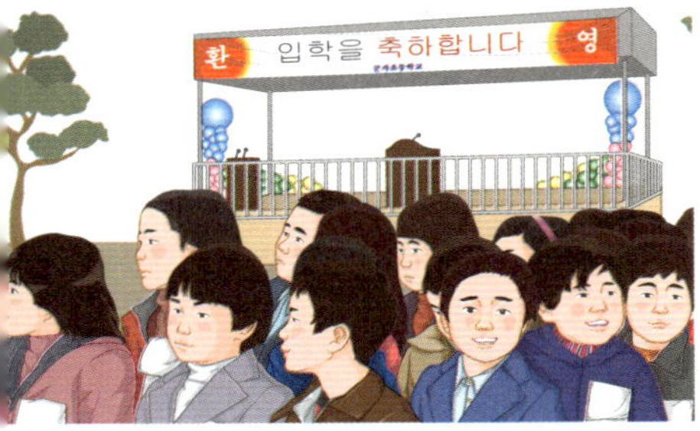

한번 해보세요

- 종이와 옷핀으로 이름표를 만들어 옷에 붙여보세요.
- 어르신의 앨범에서 학창시절의 사진을 찾아보세요. 어르신은 어떤 모습을 하고 누구와 함께 있는지 살펴보세요.
- 학창시절 같은 반 친구들에게 전화를 한번 해보세요.
- 주말에는 모교에 한번 찾아가 보세요. 어르신이 다니던 교실, 놀이터, 운동장이 얼마나 변했는지 구경해 보세요.
- 가까운 학교에 찾아가 보세요. 요즘의 아이들은 어떤 모습으로 학교에 다니는지 살펴보세요.

학창시절 같은 반 친구들의 이름을
기억나는 대로 적어보세요.

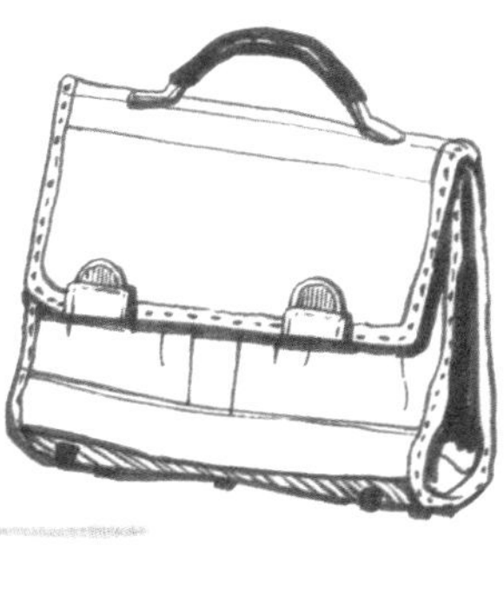

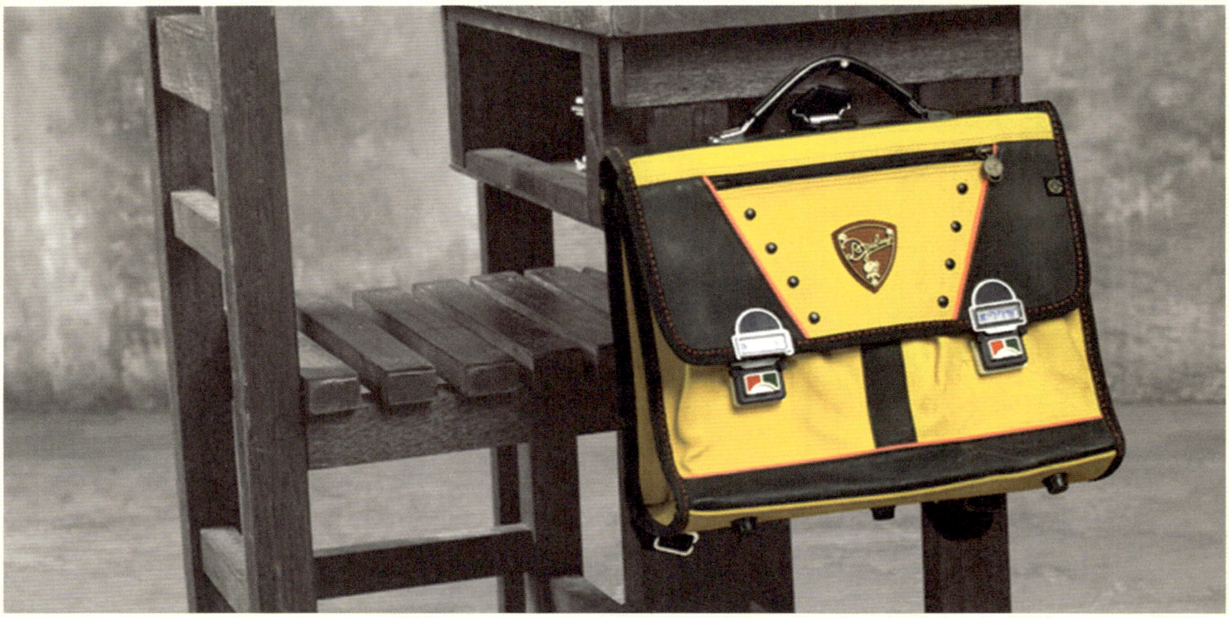

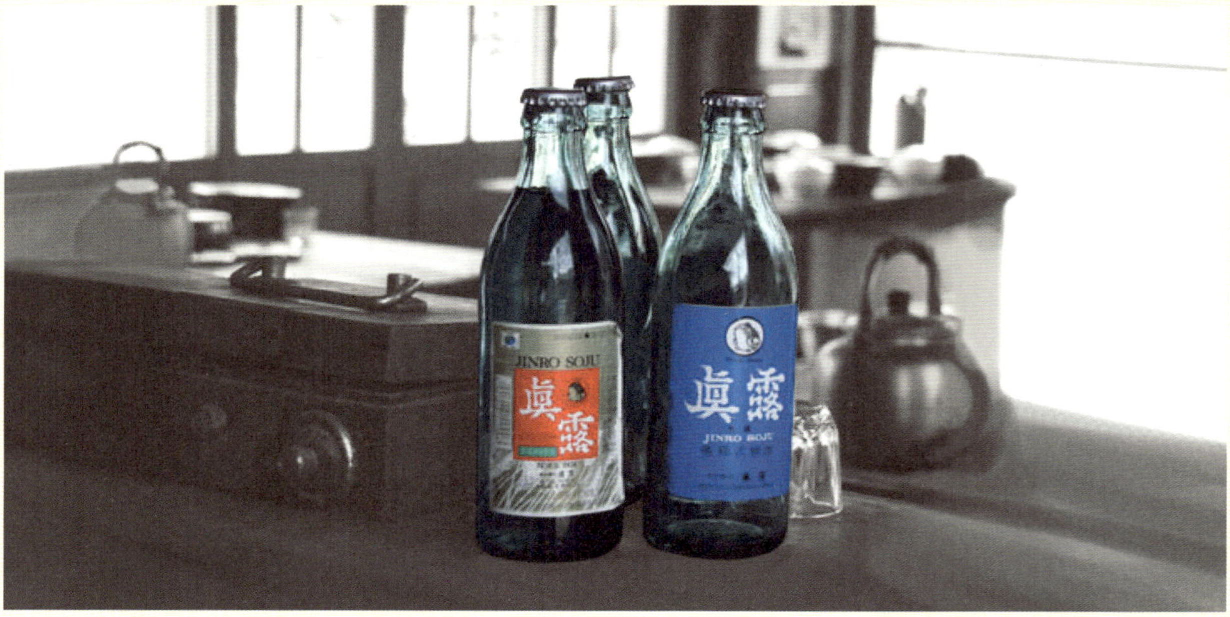

1 무슨 물건인지 아시겠어요?
물건의 이름을 한번 말씀해 보세요.

3 물건의 색깔이 어떻게 다른지 한번 비교해 보세요.

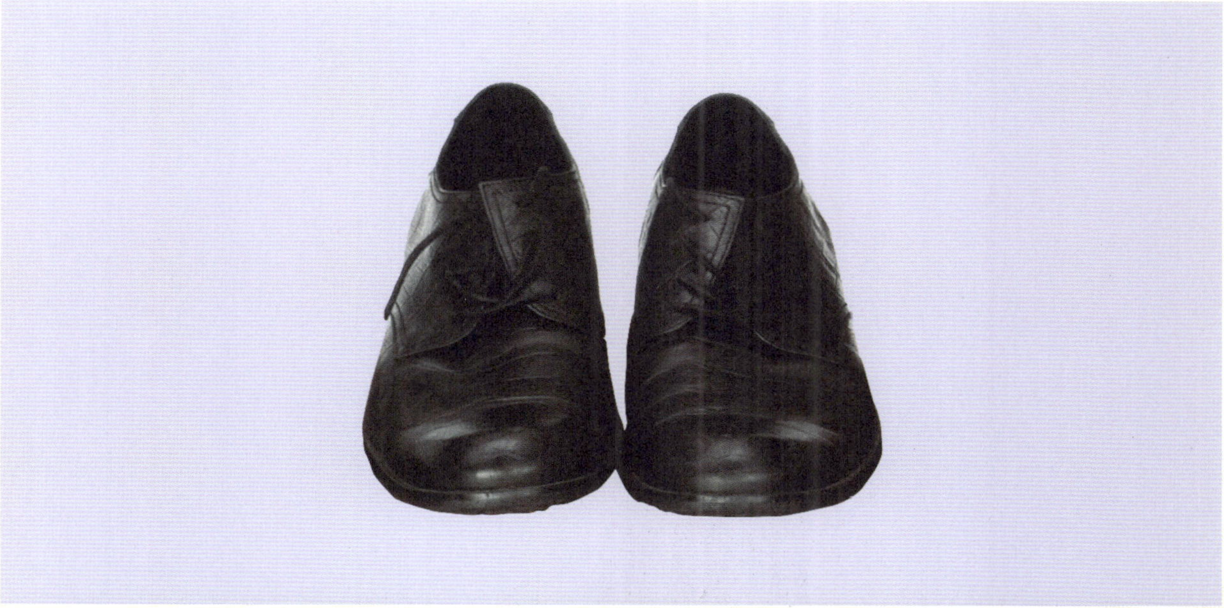

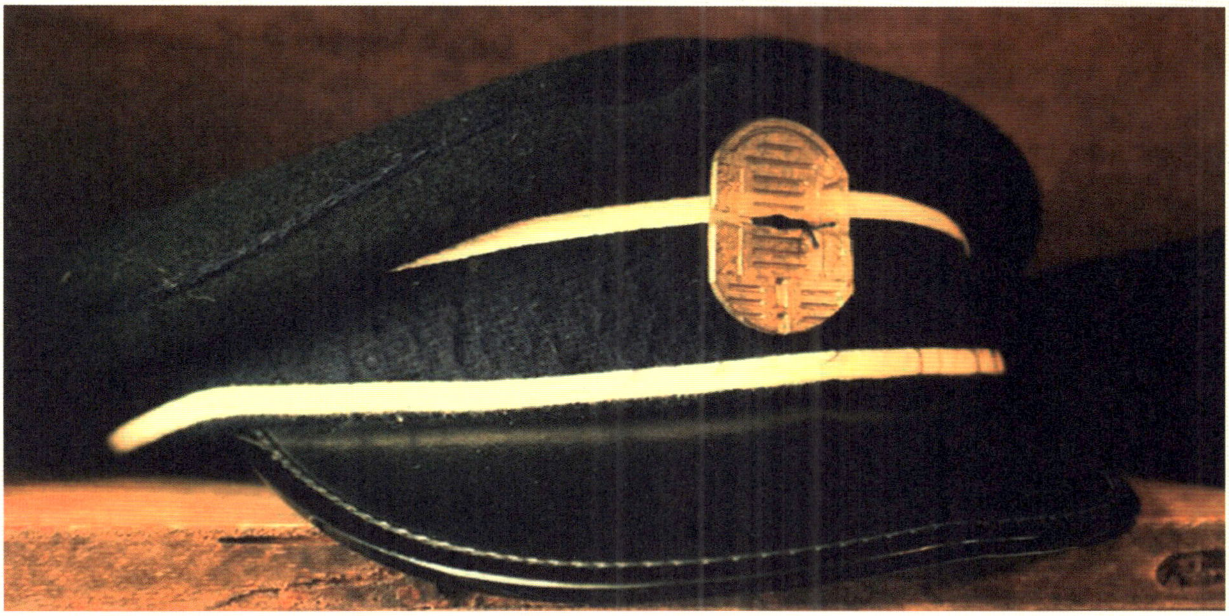

2 학생이 들고 다녀서는 안 되는 물건은 무엇일까요?

4 물건을 파는 장소가 전혀 다른 곳 한 가지를 골라보세요.

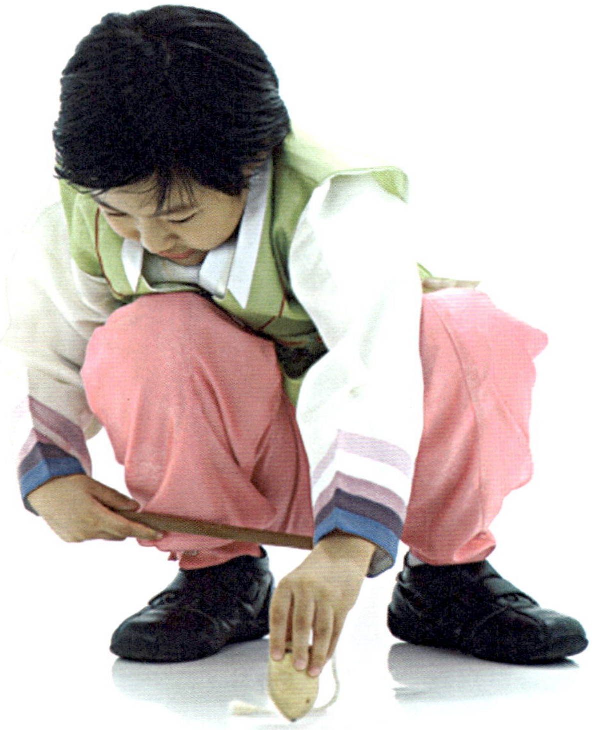

이야기해 보세요

- 아이가 무엇을 하고 있나요?

  나무를 깎아 만든 장난감을 채찍으로 때려서 빙글빙글 돌게 만드는 놀이는 무엇일까요?

- 팽이치기를 해본 적이 있으시죠?

- 어린 시절 팽이를 잘 치시는 편이셨나요?

  잘 치는 편이었다면, 팽이치기를 잘하는 비법을 알려주세요.

  잘 치지 못하는 편이었다면, 팽이치기를 유난히 잘 하던 친구가 있었는지 말씀해 보세요.

- 팽이 줄을 팽이에 돌돌 감아서 던지는 팽이를 쳐본 적이 있으세요?

- 사진을 보고 떠오르는 생각을 자유롭게 말씀해 보세요.

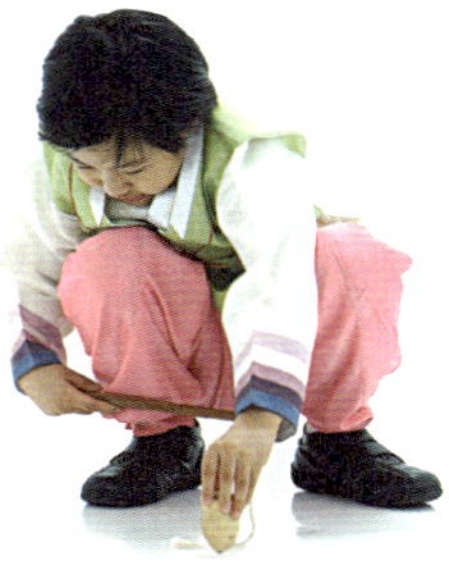

한번 해보세요

- 찰흙으로 팽이를 한번 만들어 보세요.
  어르신께서 만든 팽이를 한번 돌려보세요.
  팽이가 잘 돌아가도록 끈으로 세게 쳐보세요.

- 팽이나 물병을 끈으로 칭칭 감아보세요.

- 집에 팽이처럼 돌아가는 물건이 있는지 찾아보세요.

- 문방구에서 요즘 나오는 팽이를 구경해 보세요.
  어르신께서 가지고 놀던 팽이와 어떻게 달라졌는지
  비교해 보세요.

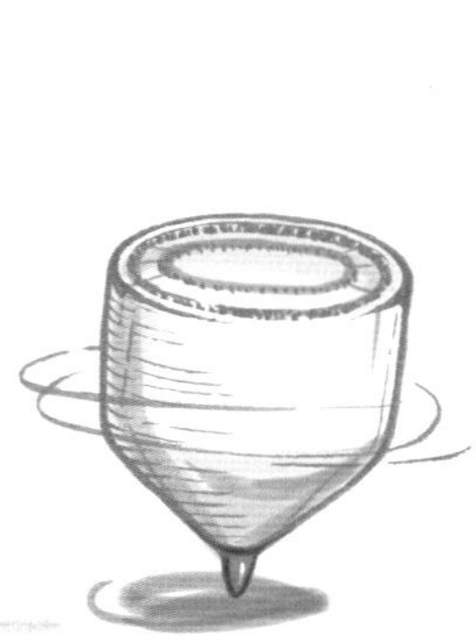

어린 시절 가지고 놀던 팽이를 한번 그려보세요.

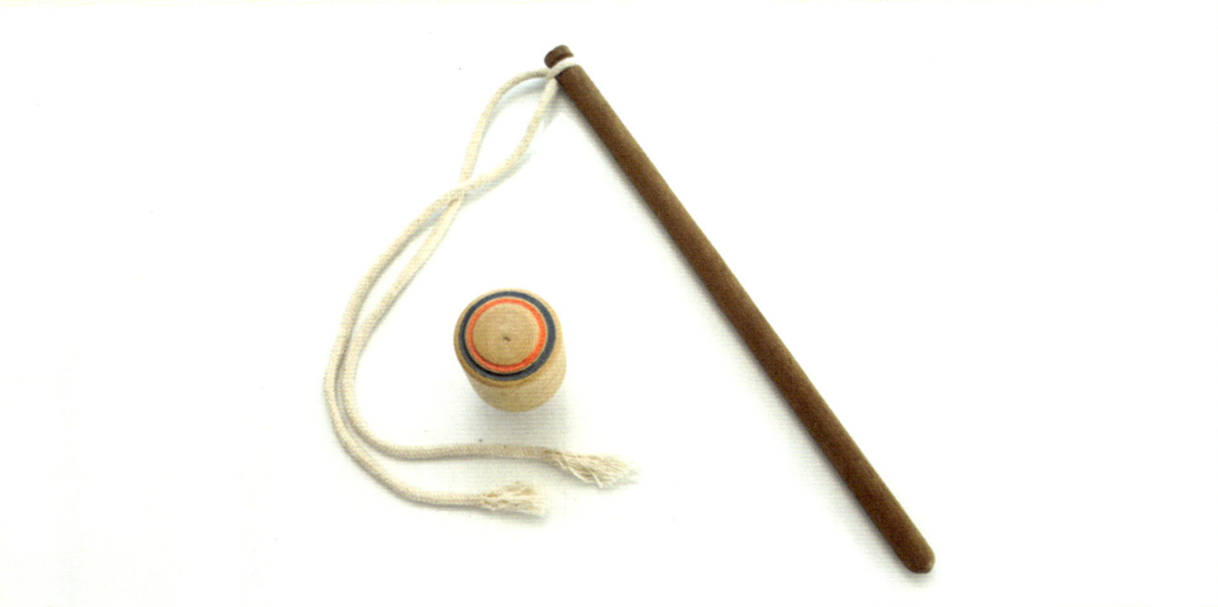

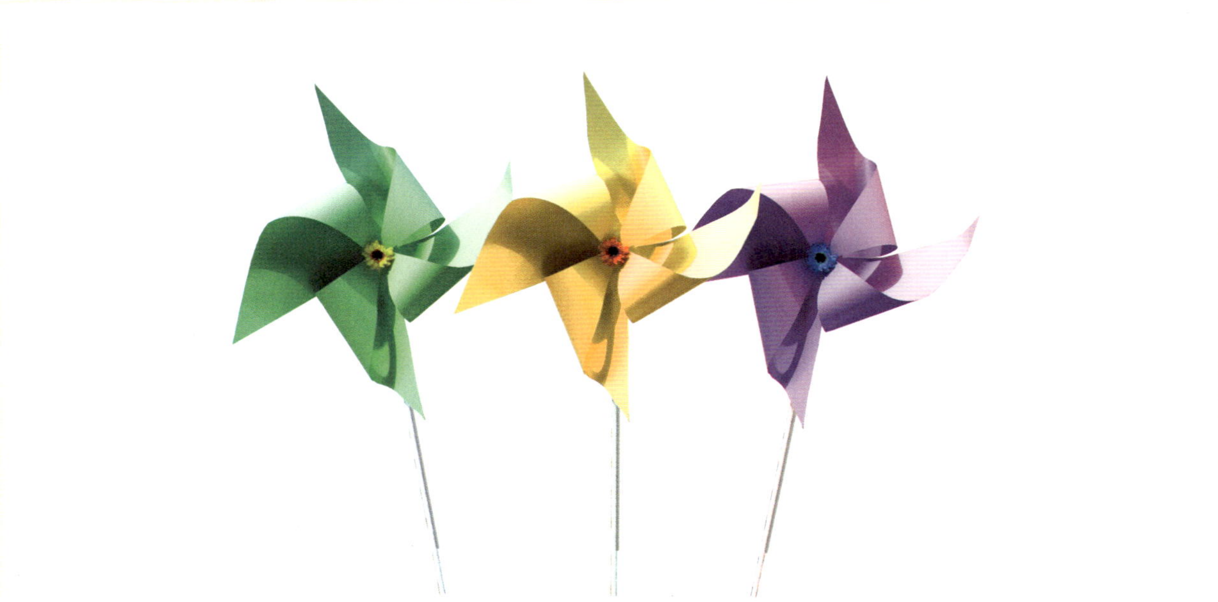

1 무슨 물건인지 아시겠어요?
물건의 이름을 말씀해 보세요.

3 나무로 만든 물건을 모두 골라보세요.

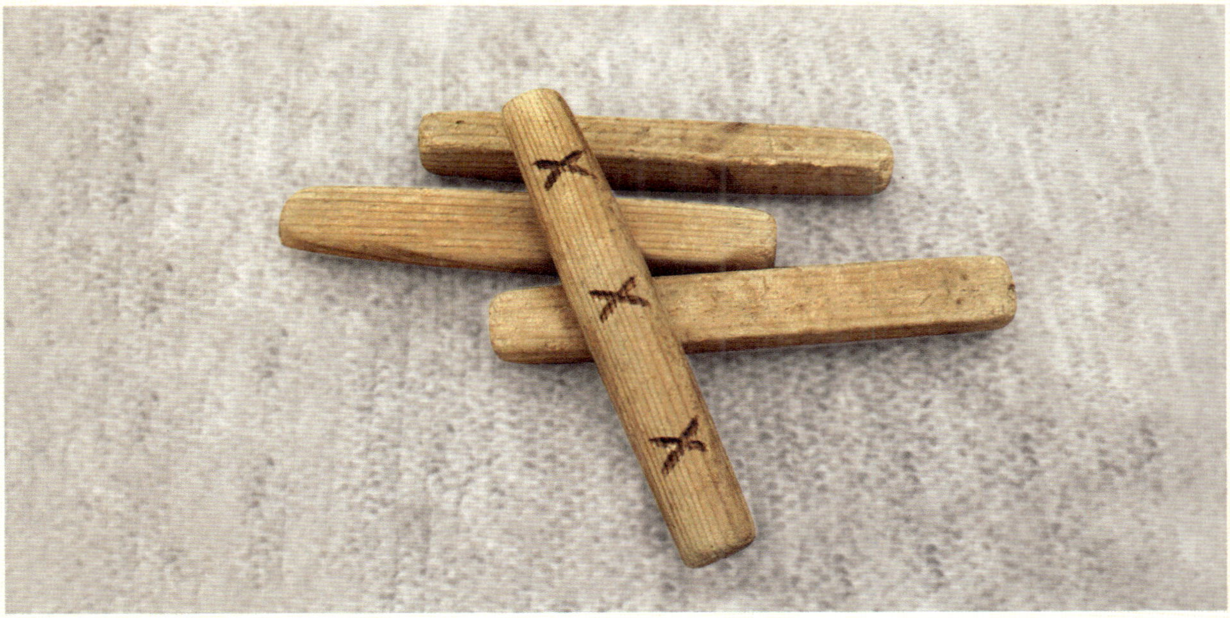

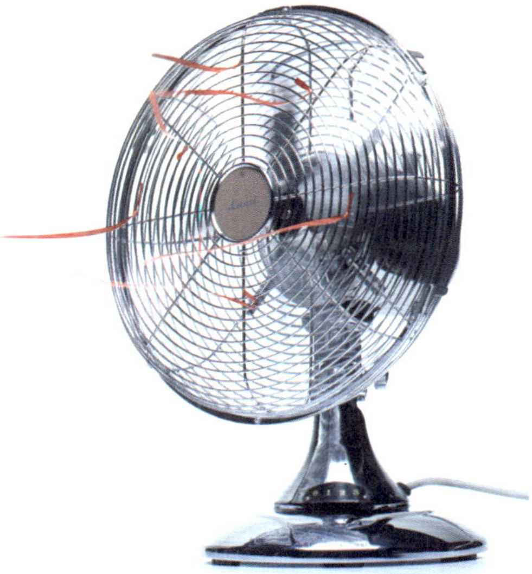

2 사용하는 용도가 다른 것은 무엇일까요?

4 빙글빙글 돌아가는 물건이 아닌 것을 골라보세요.

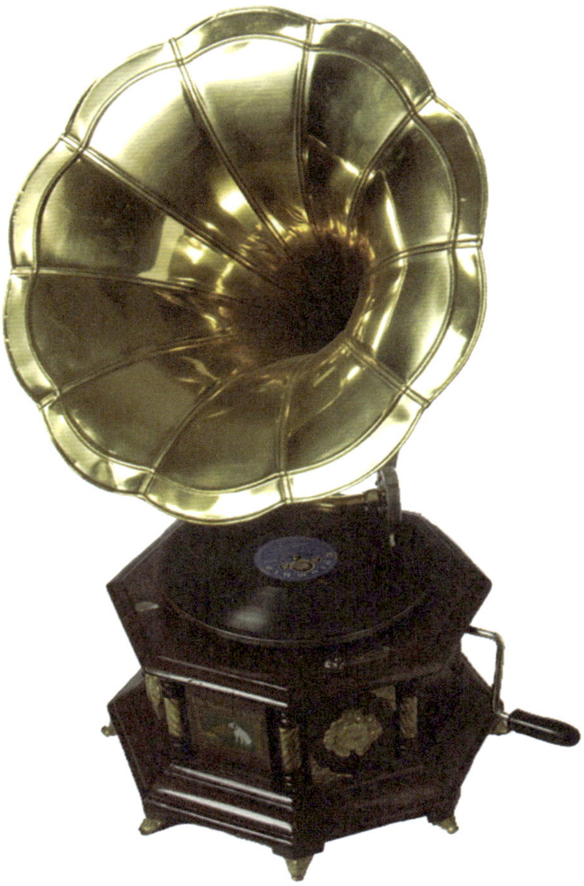

이야기해보세요

- 무순 물건인지 아시겠어요?

  레코드판으로 음악을 듣기 위해 사용하는 기구는 무엇일까요?

- 엘피(LP) 레코드판으로 음악을 들어보신 적이 있으세요?
- 어르신의 집에는 엘피(LP) 턴테이블이 있었나요?

  있었다면, 그 기계로 처음 음악을 듣던 날을 떠올려 보세요.

  없었다면, 다방에서 엘피(LP) 레코드판을 듣던 날을 떠올려 보세요.

- 어르신께서 가장 좋아하는 레코드판은 무엇인가요?
- 듣고 싶은 노래를 다방에서 신청해본 적이 있으신가요?
- 사진을 보고 떠오르는 생각을 자유롭게 말씀해 보세요.

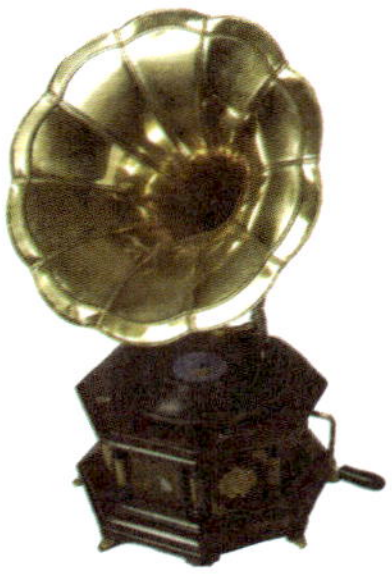

한번 해보세요

- 집에 오디오가 있다면 테이프나 CD를 넣고 음악을 들어보세요.
- 집에 엘피(LP) 턴테이블처럼 소리가 나는 물건이 몇개나 있는지 찾아보세요.
- 노래가 나오는 카페에 가서 차를 마시며 음악을 들어보세요.
- 우리 동네에 레코드 가게가 있는지 한번 찾아보세요.

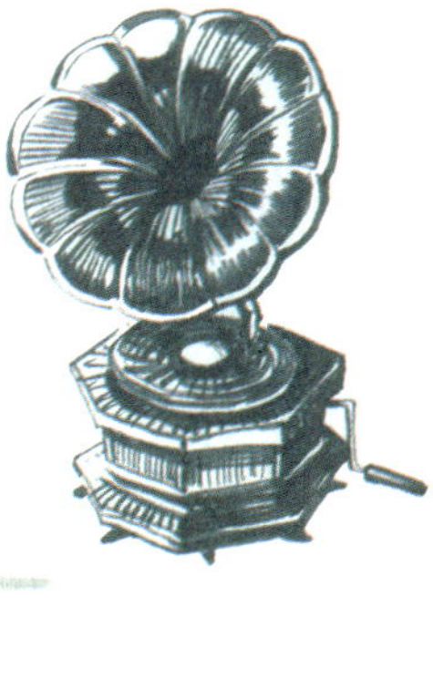

어르신께서 구입한 적이 있었던
엘피(LP) 레코드판의 이름을 모두 적어보세요.

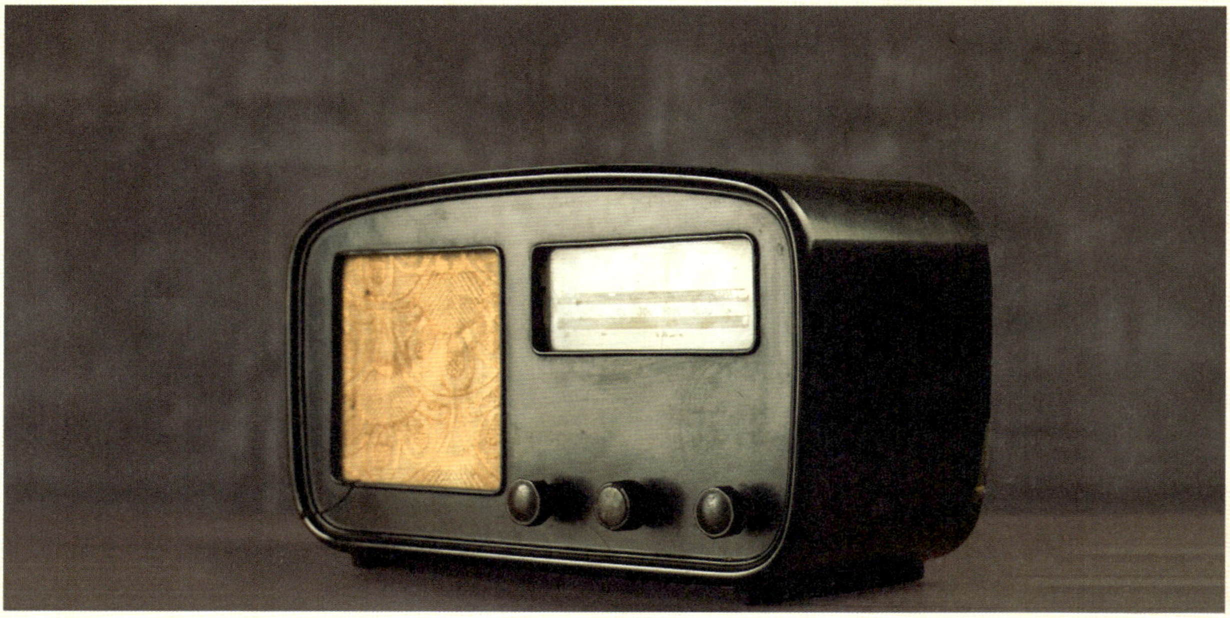

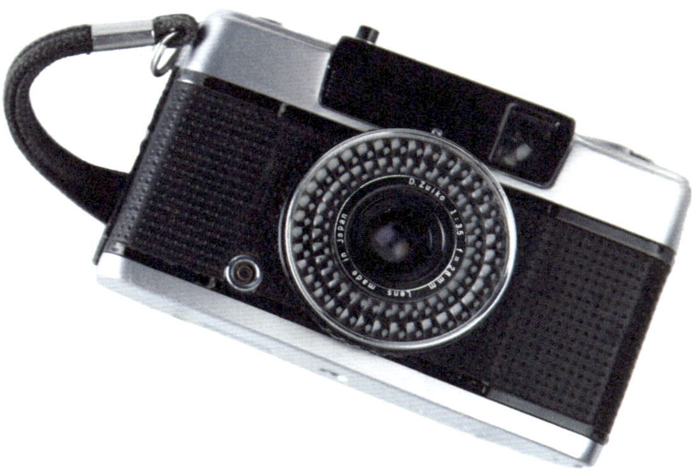

1 무슨 물건인지 아시겠어요?
물건의 이름을 말씀해 보세요.

3 사물의 실제 크기가 가장 큰 것을 골라보세요.

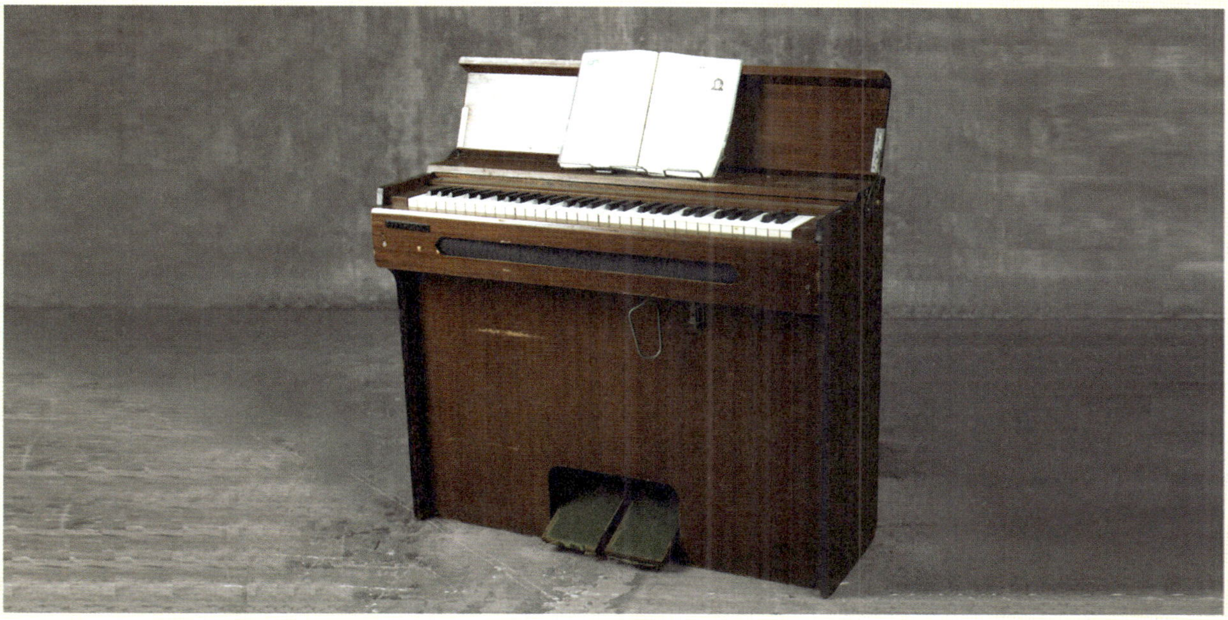

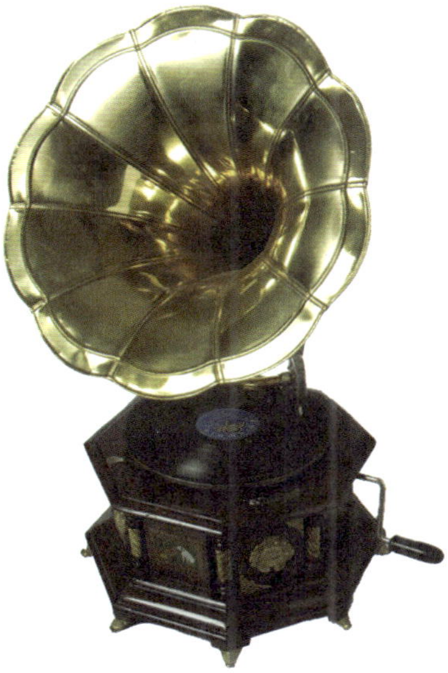

2 엘피(LP) 레코드판으로 음악을 들을 때 사용하는 물건은 무엇일까요?

4 소리가 나지 않는 물건은 무엇일까요?

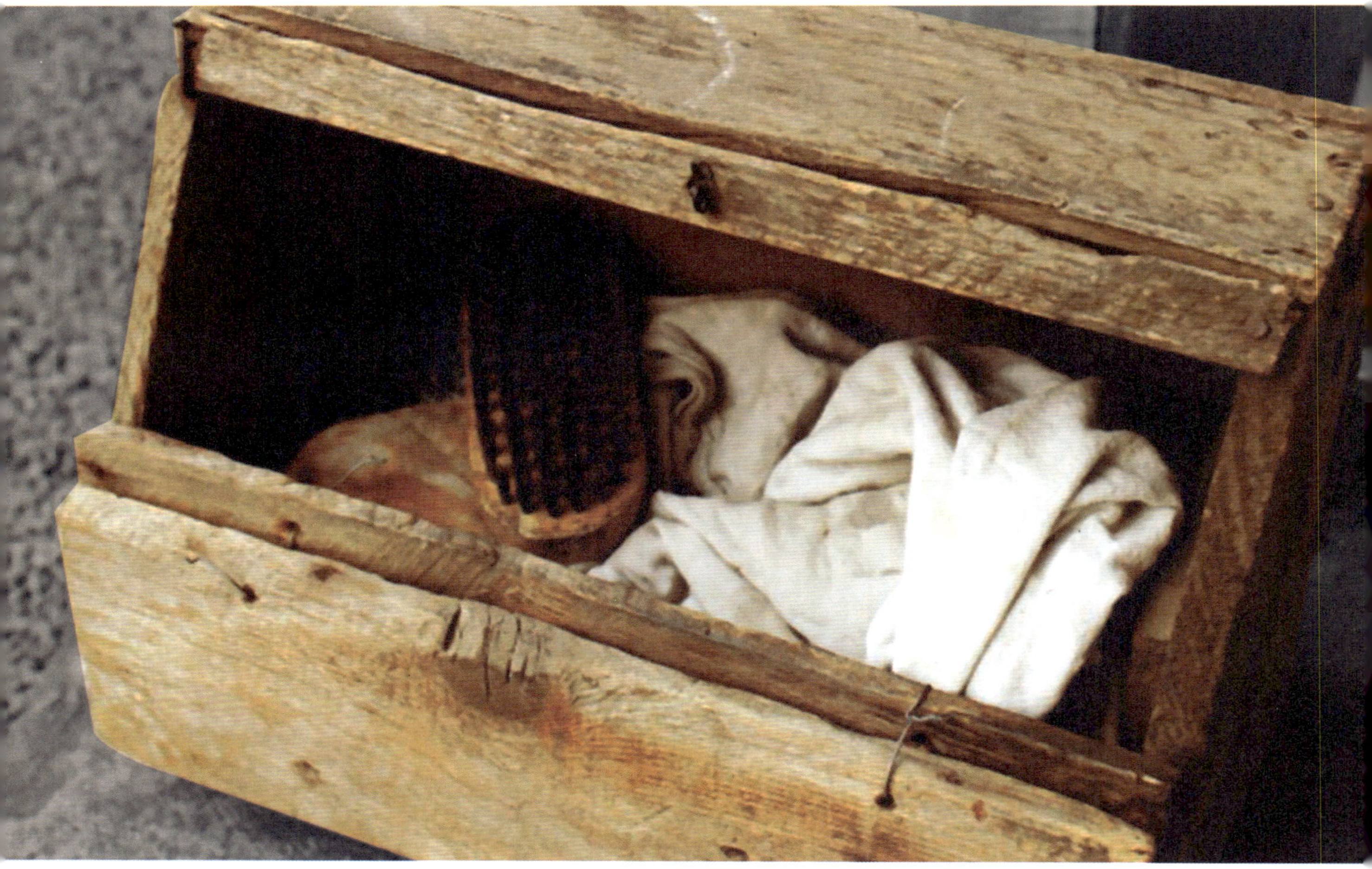

이야기해 보세요

- 무슨 물건인지 아시겠어요?

  신발을 깨끗하게 닦을 때 사용하는 이것은 무엇일까요?

- 길거리에서 구두 닦는 사람을 본 적이 있으세요?
- 학창 시절 구두 한 켤레를 닦는 데 가격은 얼마였나요?
- 어린 시절에 직접 구두를 닦아 보신 적은 있으세요?
- 구두를 닦다가 구두약이 옷이나 얼굴에 묻은 적이 있으세요?
- 사진을 보고 떠오르는 생각을 자유롭게 말씀해 보세요.

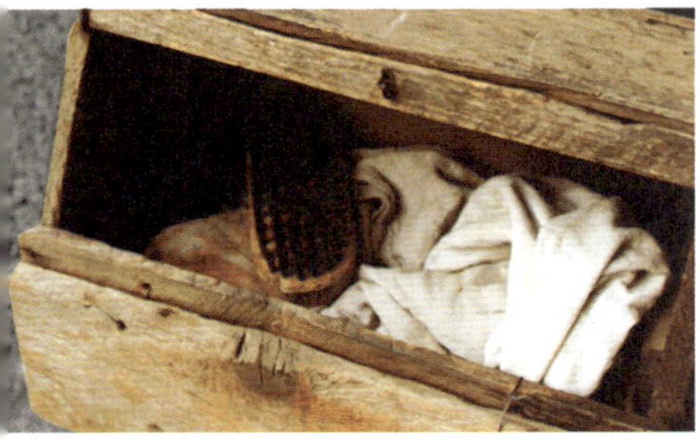

한번 해보세요

- 어르신의 앨범에서 구두를 신고 있는 사진을 찾아보세요. 옛날에는 어떤 모양의 구두를 신고 있었는지 살펴보세요.
- 집에 있는 신발의 수를 세어보세요. 외출할 때 신는 신발 외에 화장실에서 신는 신발까지 모두 세어보세요.
- 운동화나 구두의 끈을 한번 묶어보세요.
- 사람들이 많이 다니는 거리에 나가보세요. 요즘 사람들은 어떤 모양의 구두를 신고 다니는지 구경해 보세요.
- 우리 동네에는 구두방이 어디에 있는지 찾아보세요.

가장 좋아했던 신발을 그려보세요.

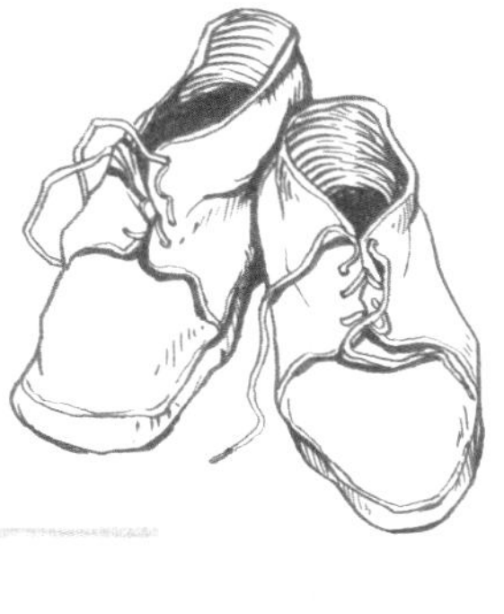

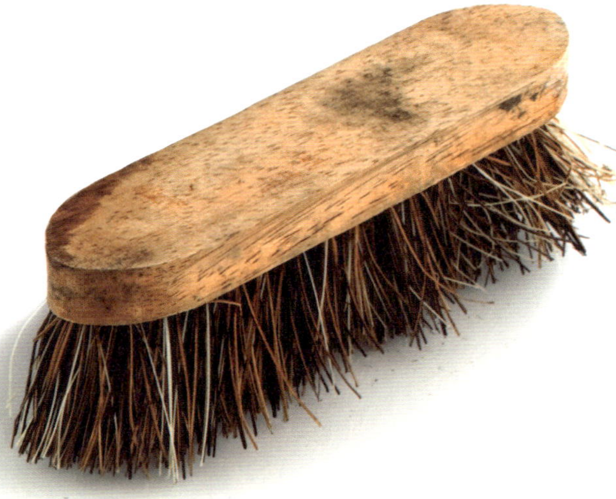

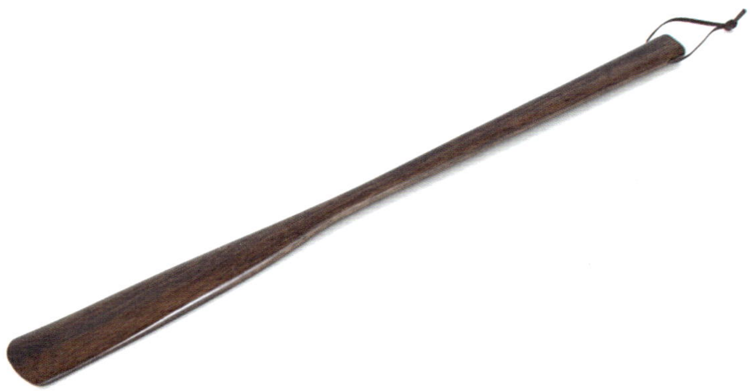

1 무슨 물건인지 아시겠어요?

물건의 이름을 한번 말씀해 보세요.

3 촉감이 가장 부드러운 것은 무엇일까요?

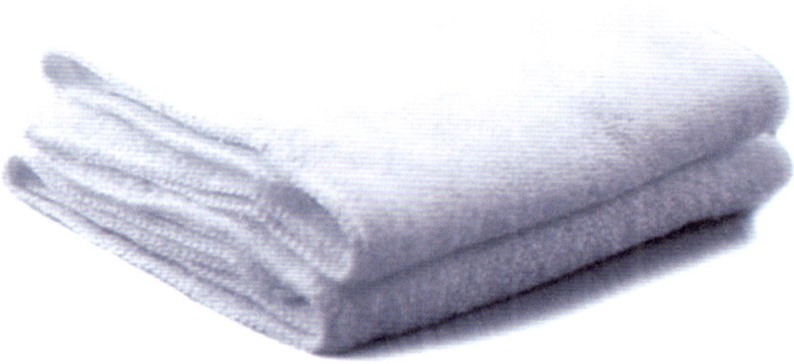

2 구두닦이에 필요한 물건을 모두 골라보세요.

4 신발을 신을 때 사용하는 물건은 무엇일까요?

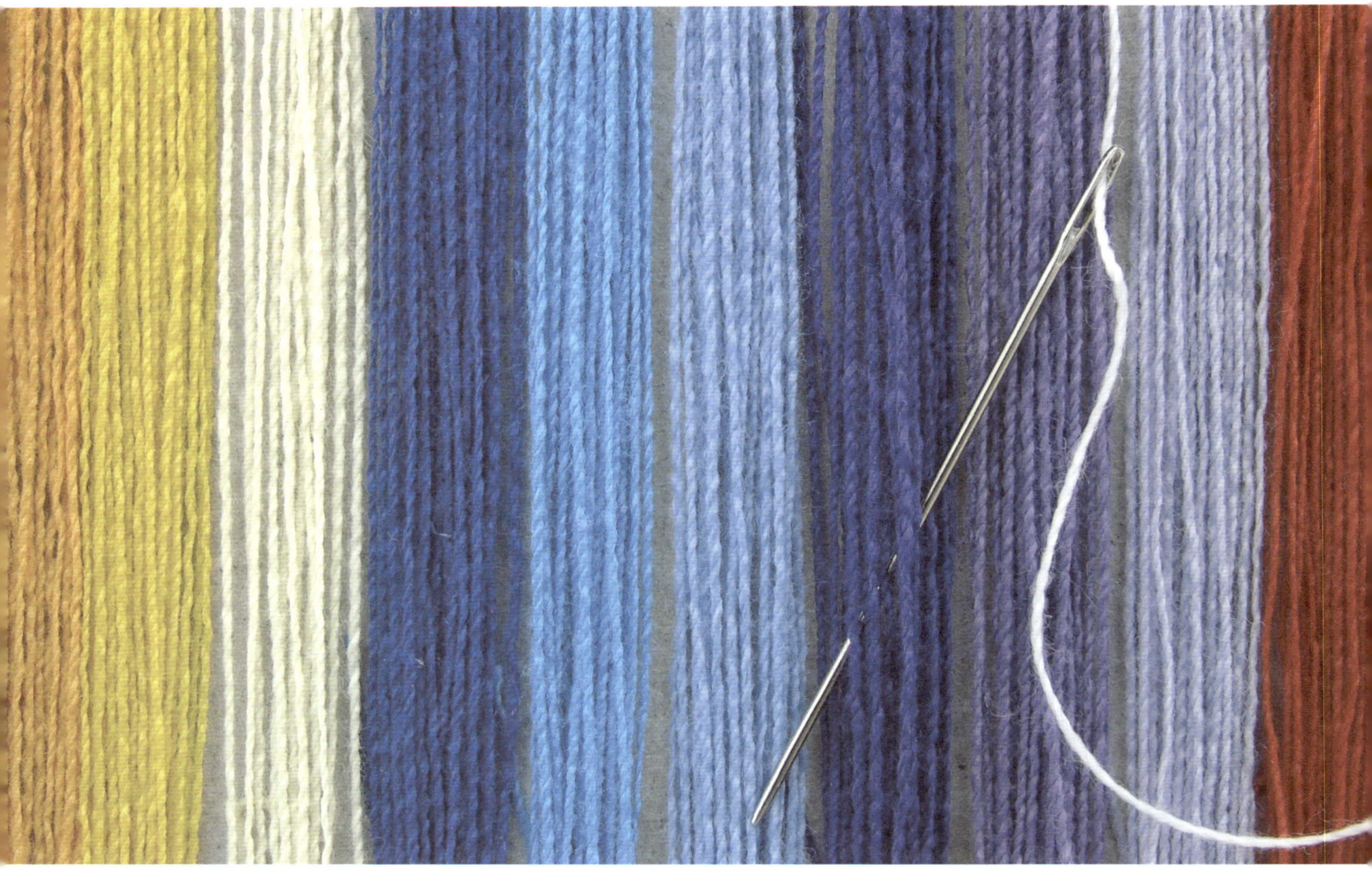

이야기해 보세요

- 무슨 물건인지 아시겠어요?

  옷이나 천을 꿰맬 때 사용하는 물건은 무엇일까요?

- 바느질을 해본 적이 있으세요?
- 바느질하는 방법은 누구에게 배우셨나요?
- 어머님 대신 바늘코에 실을 꿰어드린 적이 있으세요?
- 속이 좋지 않아 바늘로 손가락을 따 본적이 있으신가요?
- 실을 묶어 실뜨기를 한 기억이 있으신가요?
- 사진을 보고 떠오르는 생각을 자유롭게 말씀해 보세요.

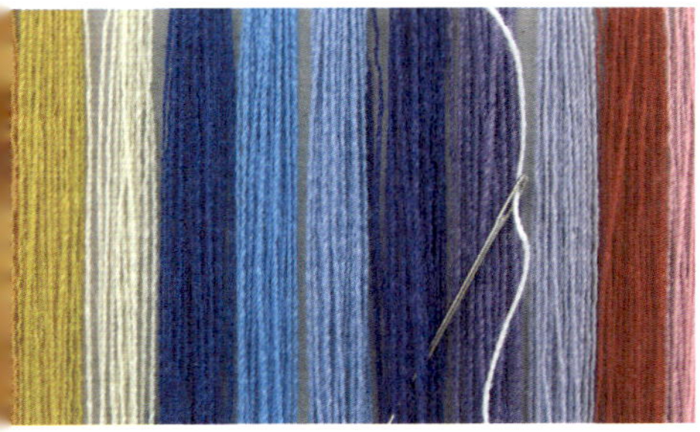

한번 해보세요

- 구멍이 난 양말이 있으면 바늘로 꿰매어 보세요.
- 단추가 떨어진 옷이 있다면, 단추를 다시 달아보세요.
- 바느질을 할 때 사용하는 골무를 두꺼운 헝겊으로 만들어 보세요.
- 실통에 바늘이 모두 몇개가 있는지 세어보세요.
- 주말에는 가까운 수퍼나 마트에 가서 실과 바늘을 파는지 찾아보세요.
- 집에 바늘처럼 뾰족한 물건이 있는지 찾아보세요.

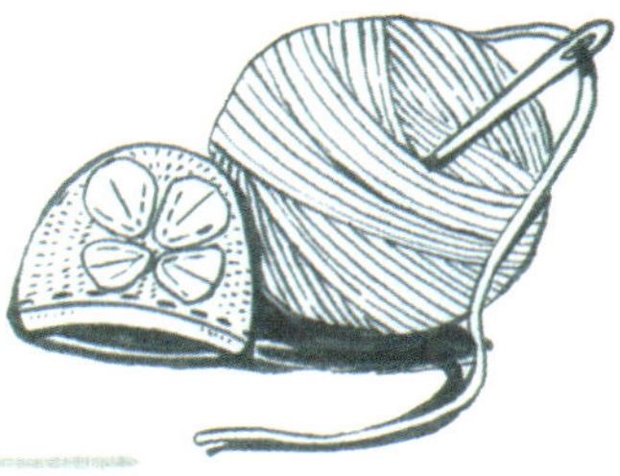

바느질을 할 때 필요한 물건을 모두 그려보세요.

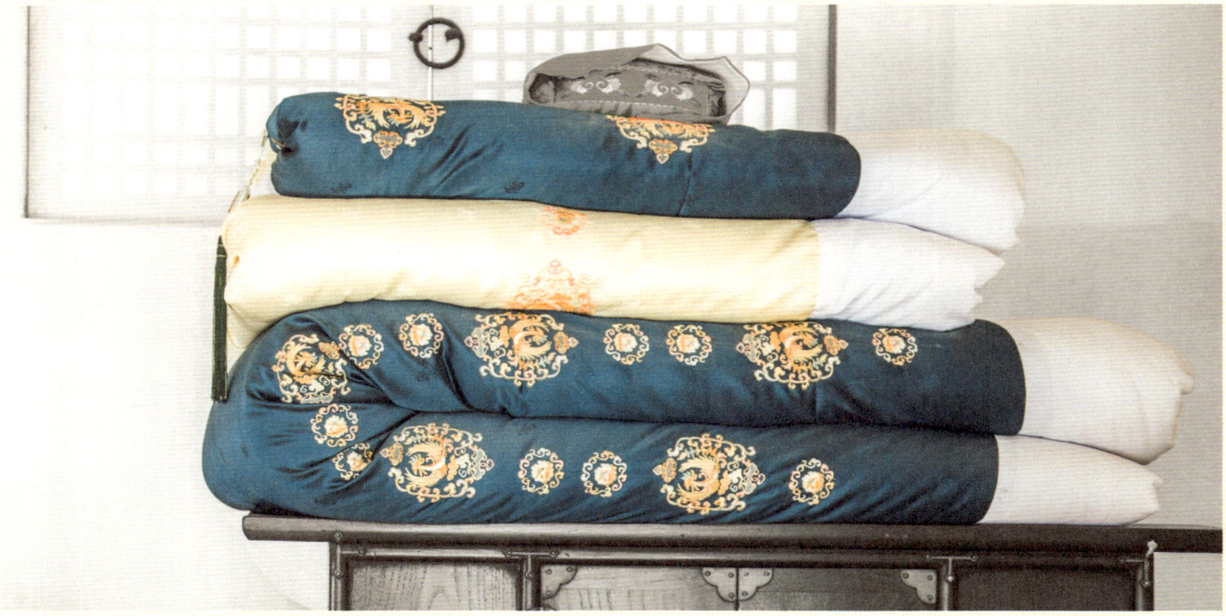

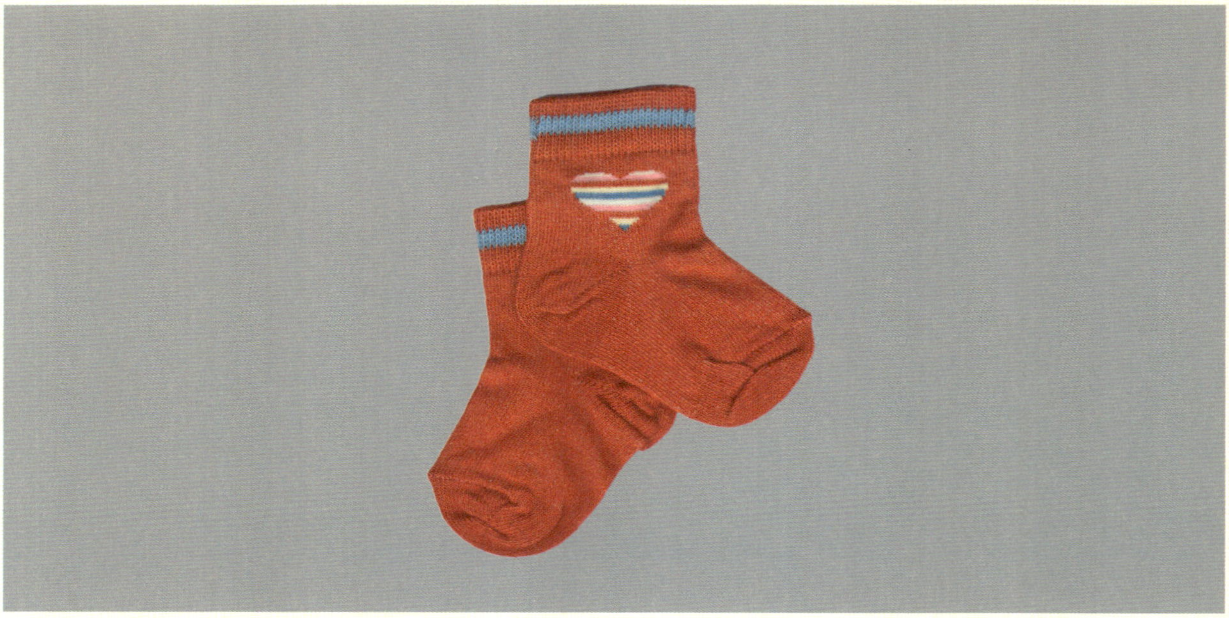

1 무슨 물건인지 아시겠어요?
이름을 말씀해 보세요.

3 고무로 만들어진 것은 무엇일까요?

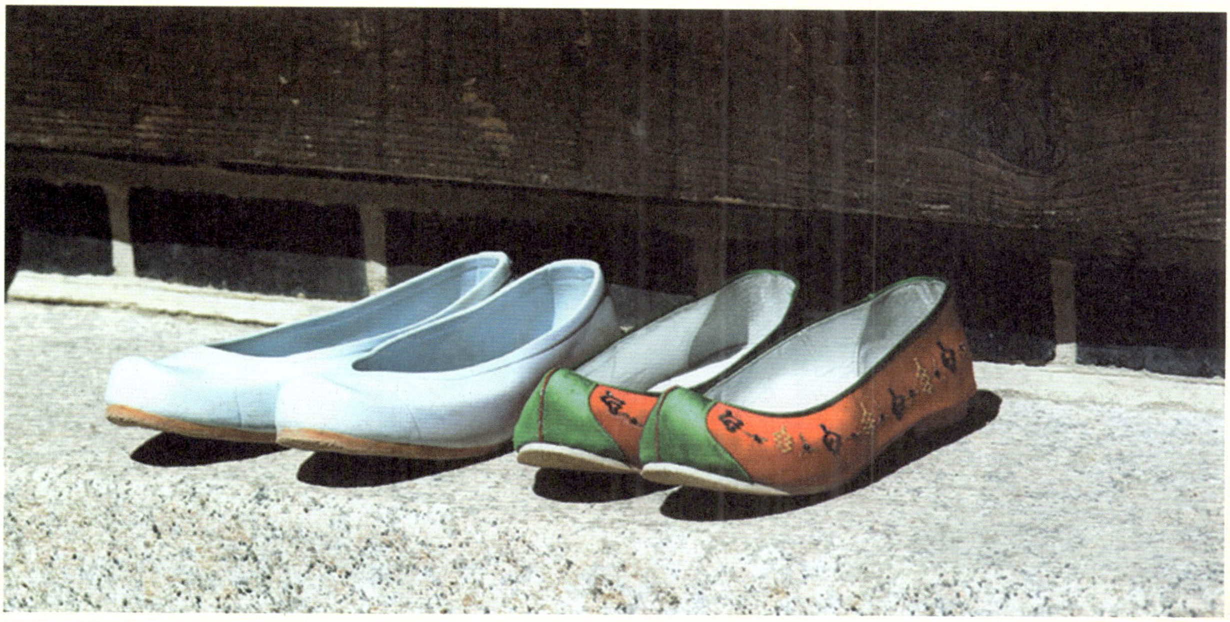

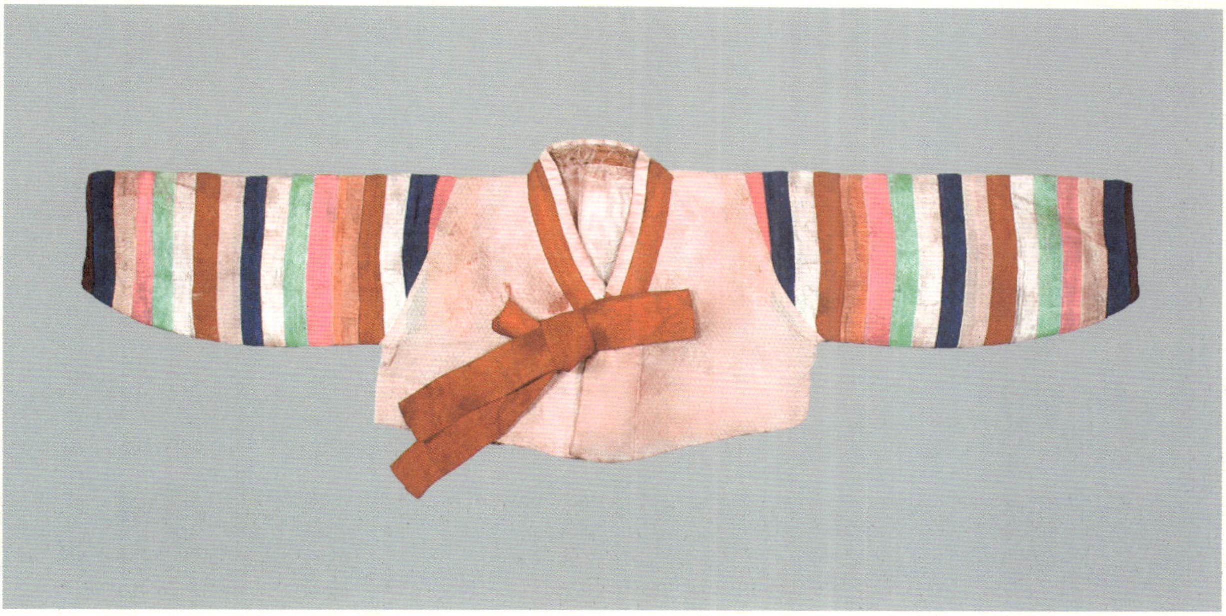

2 여러 가지 색깔의 천을 바느질로 연결하여 만든 것은 무엇일까요?

4 바늘로 꿰맬 수 없는 것을 한 가지만 골라보세요.

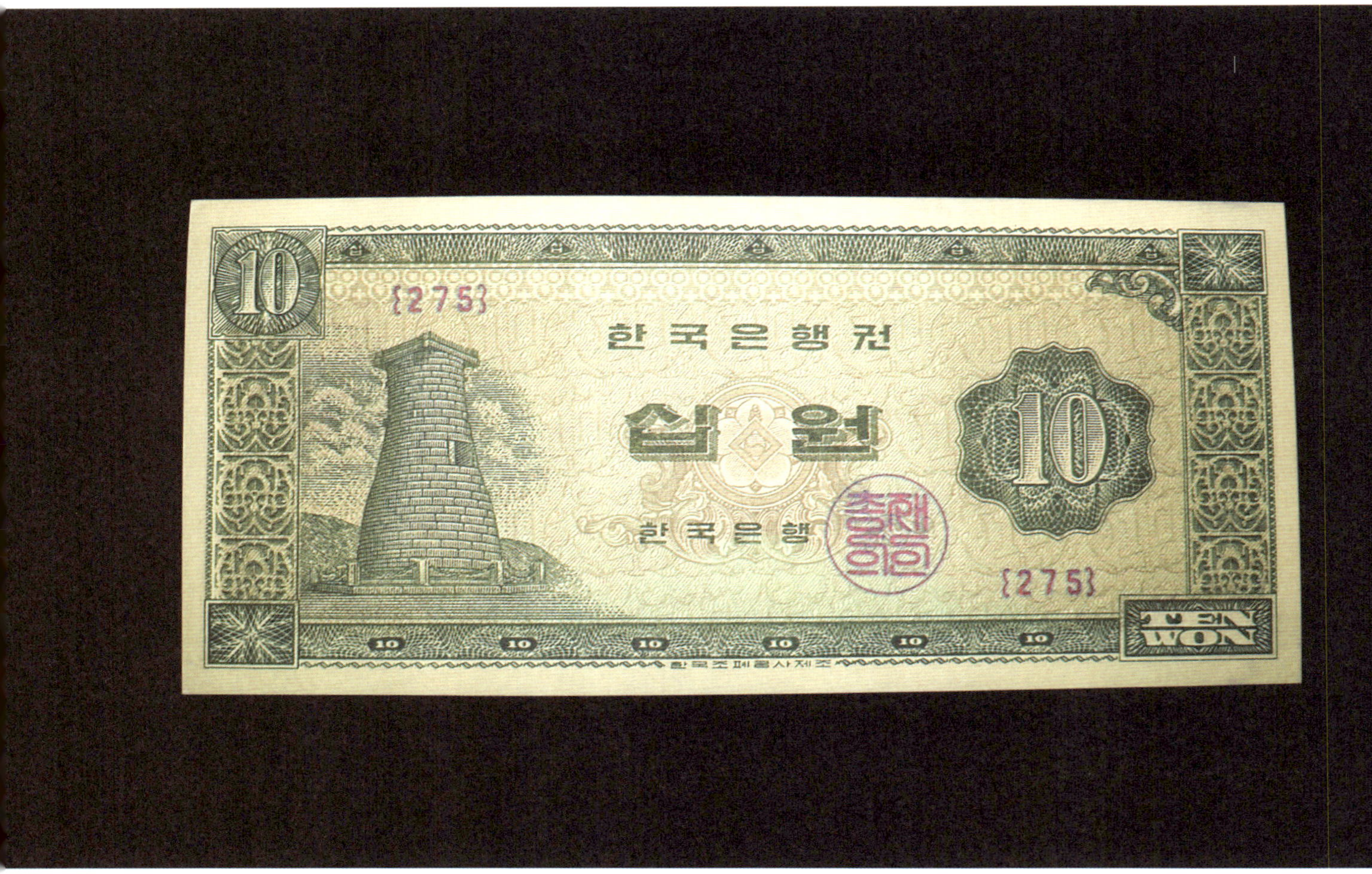
10
{275}
한국은행권
십원
한국은행
10
{275}
TEN
WON

이야기해 보세요

- 무엇인지 아시겠어요?

  🔍 옛날에 사용하던 돈으로 지폐에 얼마가 적혀 있는지 살펴보세요.

- 십 원짜리 지폐를 사용해 본 적이 있으시죠?

- 어린 시절에는 십 원짜리 지폐 한 장으로 무엇을 살 수 있었나요?

- 어르신께서 스무살일 때, 직장인의 평균 월급은 얼마였나요?

- 학창 시절 한 달 용돈으로 얼마를 쓰셨나요?

- 사진을 보고 떠오르는 생각을 자유롭게 말씀해 보세요.

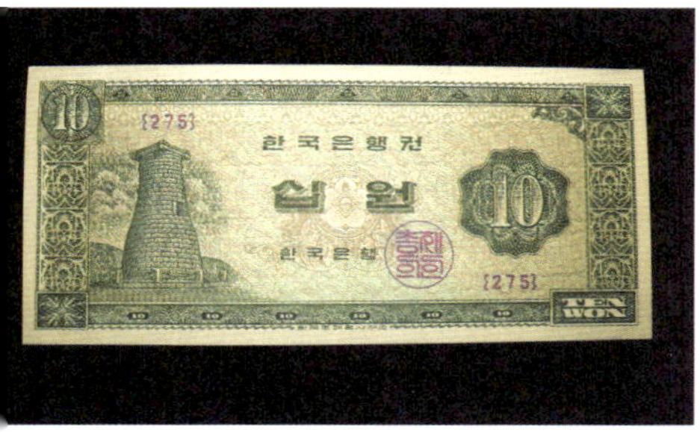

한번 해보세요

- 지갑이나 저금통에 얼마의 돈이 있는지 계산해 보세요.
- 어르신께서 가지고 계신 동전들 중에 가장 오래된 동전을 찾아보세요. 동전에 적혀 있는 년도 수를 확인해 보세요.
- 동전을 높이 쌓아 동전 탑을 만들어 보세요.
  높이 쌓은 동전 탑이 모두 얼마인지 계산해 보세요.
- 집에 있는 동전을 한데 모은 후, 100원짜리를 골라보세요.
- 우리 동네에는 어디에 무슨 은행이 있는지 찾아보세요.

어제와 오늘 동안 사용했던 돈을 모두 적어보세요.
무엇을 위해 얼마의 돈을 사용했는지 적어보세요.

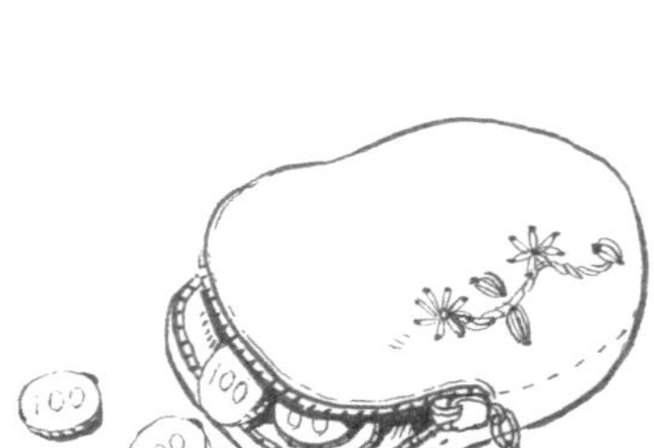

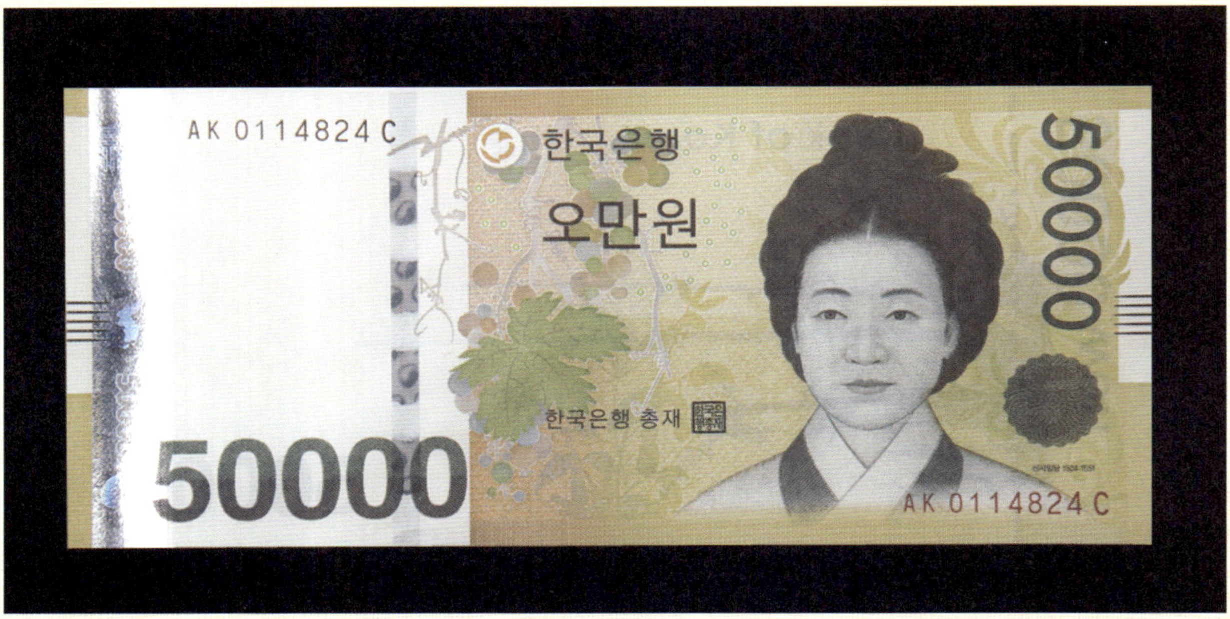

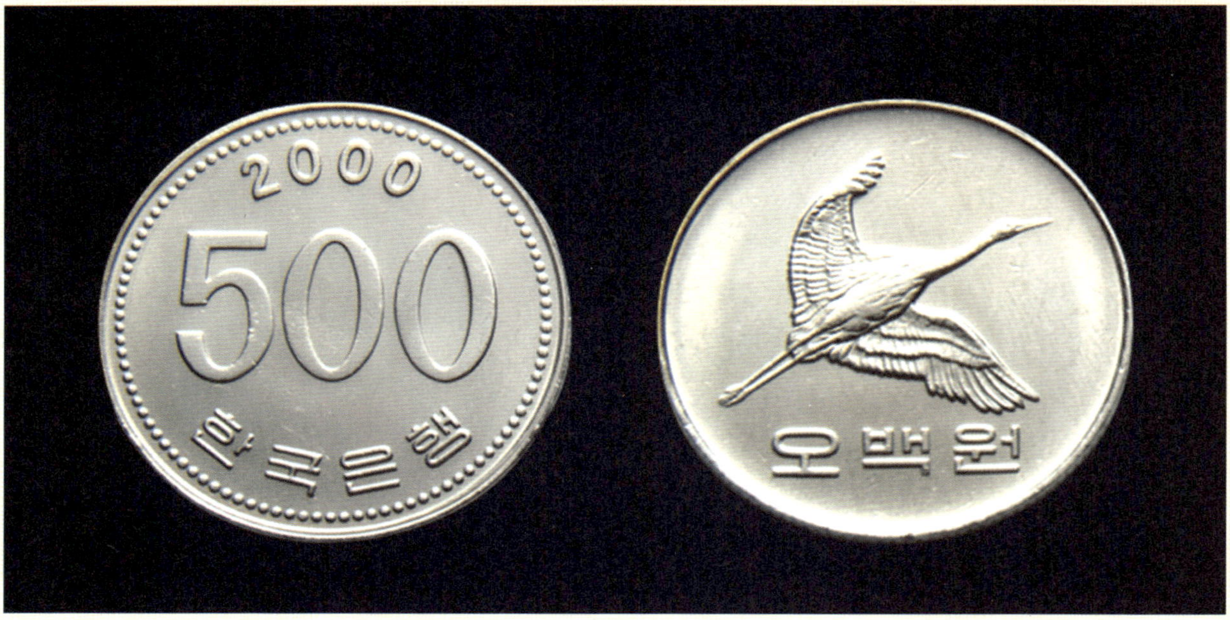

1 얼마짜리 돈인지 아시겠어요?

3 가장 값어치가 큰 돈은 무엇일까요?

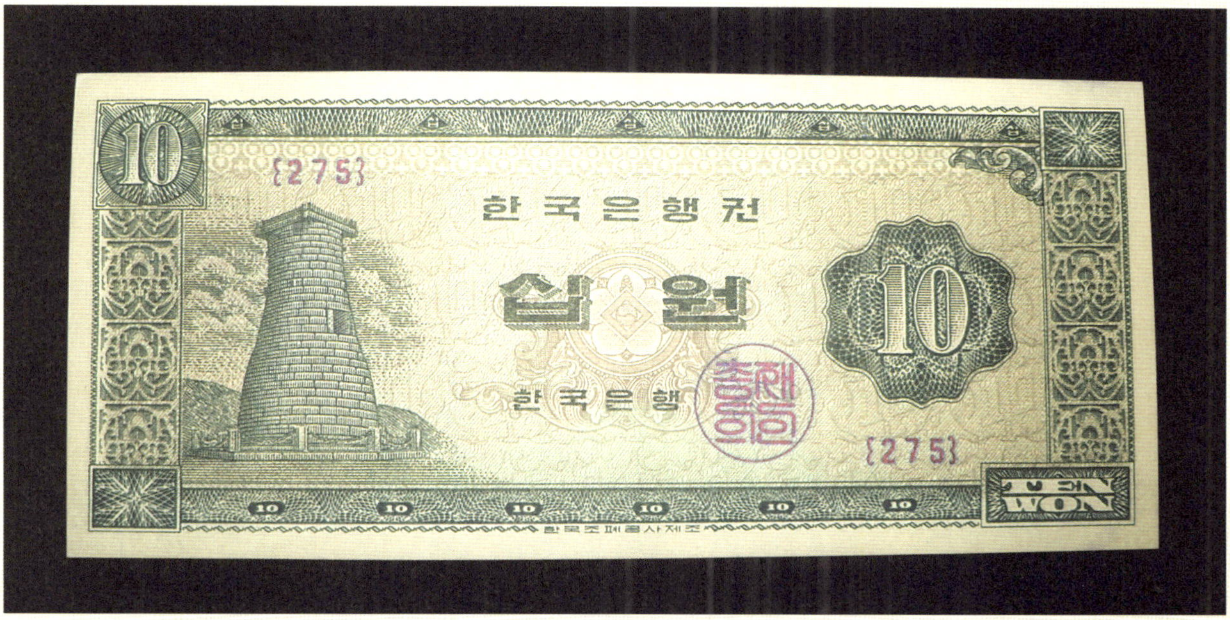

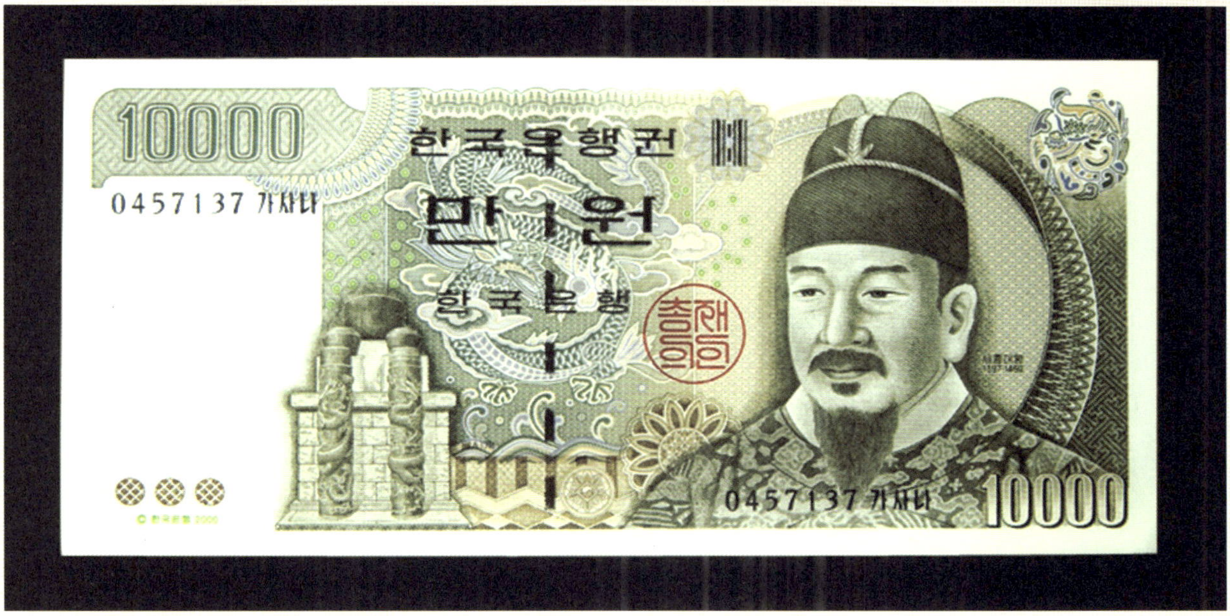

2 가장 옛날에 만들어진 돈은 무엇일까요?

4 돈을 만든 재료가 다른 것을 한번 골라보세요.

25 봄을 노랗게 물들이는 개나리

1)

소나무	연꽃
개나리	진달래

2) 연꽃

3) 소나무 – 초록색, 연꽃 – 분홍색, 개나리 – 노란색, 진달래 – 분홍색

4) 소나무

31 쫄깃쫄깃 푸른 쑥개떡

1)

쑥개떡	떡국
약과	송편

2) 약과

3) 쑥개떡 – 초록색, 떡국 – 흰색, 약과 – 갈색, 송편 – 흰색, 노란색, 분홍색

4) 떡국

37 태극기 휘날리는 삼일절

1)

광복절(8월 15일)	삼일절(3월 1일)
설날(1월 1일)	현충일(6월 6일)

2) 현충일

3) 설날

4) 삼일절

답안

43 뒤집혀라! 딱지치기

1)

구슬	그네
윷	딱지

2) 그네
3) 구슬, 윷, 딱지
4) 윷

49 아들 딸 구별말고 둘만 낳아 잘 기르자

1)

2명	1명
2명	2명 이상

2) 둘도 많다. 딸 아들 구별 말고 둘만 낳아 잘기르자.
3) 아들 딸 구별말고 둘만 낳아 잘 기르자.
4) 어르신의 연령에 따라 다른 답이 나올 수 있음.

55 마을의 물을 책임지던 우물

1)

물펌프	물레방아
정수기	우물

2) 물레방아
3) 물레방아
4) 정수기

61 따르르릉 반가운 전화

1)

전화기	핸드폰
우체통	공중전화기

2) 우체통

3) 우체통, 공중전화기

4) 핸드폰

---

67 행운의 네잎 클로버

1)

네잎 클로버	쑥
잔디	세잎 클로버

2) 네잎 클로버

3) 네잎클로버 – 동그란 모양, 쑥 – 뾰쪽한 모양,
잔디 – 길쭉하고 얇은 모양, 세잎클로버 – 동그란 모양

4) 쑥

---

73 산에 들에 울긋불긋 진달래

1)

진달래	민들레(씨방)
민들레	진달래(봉오리)

2) 진달래와 진달래(봉오리), 민들레(씨방)와 민들레

3) 진달래 – 동그란 분홍색, 민들레씨방 – 길쭉하고 흰색,
민들레 – 길쭉하고 노란색, 진달래봉오리 – 가느다란 분홍색

4) 민들레(씨방)

79 향긋하고 고소한 나물 비빔밥

1)

냉면	호박죽
팥죽	비빔밥

2) 팥죽
3) 냉면, 비빔밥
4) 냉면

85 사랑을 약속하는 결혼식

1)

졸업식	결혼식
입학식	생일

2) 졸업식
3) 입학식
4) 결혼식

91 내가 바로 제기차기 대장

1)

고무줄 놀이	썰매
제기차기	공기놀이

2) 썰매, 제기차기, 공기놀이
3) 고무줄 놀이
4) 썰매

97 "색시야~색시야~"(여로)

1)

나훈아	여로(장욱제, 태현실)
원더걸스	남진

2) 여로

3) 나훈아

4) 원더걸스

103 다듬이질, 그 청아한 소리

1)

다듬이	다리미
구두닦이 도구(구두솔, 구두약)	빨래도구(빨래방망이, 빨래판)

2) 다듬이, 다리미

3) 다리미

4) 구두닦이 도구

109 영차! 물건을 실던 지게

1)

가방	절구
지게	물레방아

2) 물레방아 – 절구, 가방 – 지게

3) 가방

4) 가방

117 개굴개굴 개구리

1)

개구리	잠자리
지렁이	달팽이

2) 지렁이, 달팽이
3) 잠자리
4) 개구리

123 봄 눈처럼 흩날리던 벚꽃

1)

벚꽃나무	귤나무
사과나무	대추나무

2) 벚꽃나무
3) 귤나무
4) 사과나무

129 "엿 사~~려어!"

1)

한과	팥빙수
바나나	엿

2) 바나나
3) 팥빙수
4) 엿

135 코흘리개, 처음 학교 가던 날

1)

가방	구두
술병	모자

2) 술병
3) 가방 – 노란색과 검정색, 구두 – 검정색,
   술병 – 빨간색과 파란색, 모자 – 검정색과 금색
4) 술병

---

141 돌아라 돌아라 팽이

1)

팽이	윷
바람개비	선풍기

2) 선풍기
3) 팽이, 윷
4) 윷

---

147 축음기로 노래를 처음 들었을 때가?

1)

라디오	오르간
카메라	축음기

2) 축음기
3) 오르간
4) 카메라

153 구두 닦아 드려요!

1)

구두 솔	유리병
구두주걱	수건

2) 구두솔, 수건
3) 수건
4) 구두주걱

---

159 한 땀 한 땀 바느질

1)

이불	고무신
양말	색동저고리

2) 색동저고리
3) 고무신
4) 고무신

---

165 옛날엔 십원으로 할 수 있는 일이 많았는데

1)

오만원	십원
오백원	만원

2) 십원
3) 오만원
4) 오백원

봄 · 의 · 추 · 억

엄마, 우리 마당있는 집 살았을때
꽃나무 기억나세요?
봄이면 그 골목집중에 제일 예뻤잖아요.
그때는 엄마도 꽃처럼 고우셨지요.
동백꽃처럼 고왔던 우리 엄마.

기억의 끝자락까지 함께할 소중한 당신에게

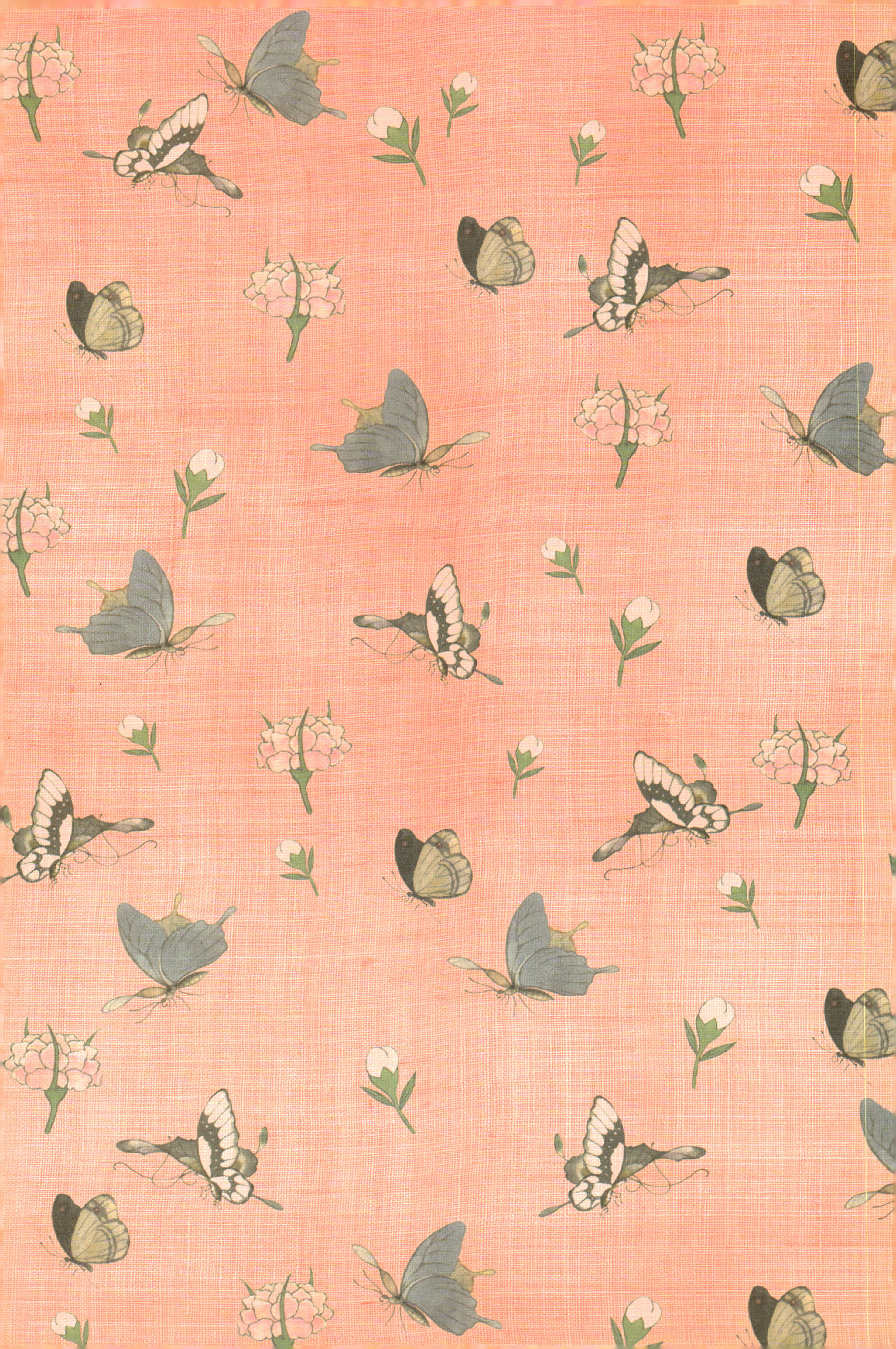